HISTAMININTOLERANZ Kochbuch

150 genussvolle Rezepte, damit du ohne Verzicht ein gesundes und beschwerdefreies Leben führen kannst

Bonus: 14-tägiger Ernährungsplan

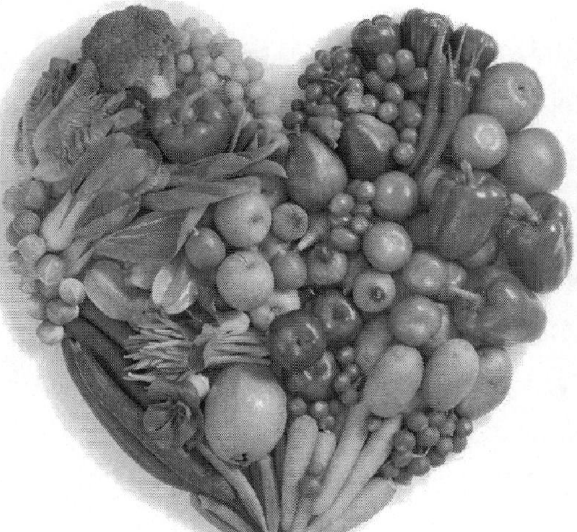

Valentina Kaiser

INHALTSVERZEICHNIS

VORWORT

Liebe Leserin, lieber Leser,

unangenehme Bauchkrämpfe, Kopfschmerzen und allergieähnliche Symptome - kämpfst auch Du nach dem Essen mit solchen Beschwerden? Kaum vorstellbar, dass ein kleiner und zudem natürlicher Nahrungsbestandteil dafür verantwortlich sein kann. Doch tatsächlich ist es möglich, dass hinter einer solchen Symptomatik eine Histaminintoleranz, also eine Unverträglichkeit histaminreicher Lebensmittel, steckt.

Sehr viele histaminintolerante Menschen fühlen sich fast jeden Tag unwohl und leiden unter den verschiedensten Beschwerden. Sie haben oft einen regelrechten Ärztemarathon hinter sich und versuchen, mit professioneller Unterstützung der Ursache der Beschwerden auf den Grund zu gehen. Es dauert oft jedoch sehr lange, bis man auf die Histaminunverträglichkeit aufmerksam wird, denn der Nahrungsbestandteil Histamin ruft verschiedene Symptome hervor, die nicht einzig und allein auf den Magen-Darm-Trakt beschränkt sind.

Die gute Nachricht ist aber, dass sich ernährungsbedingte Beschwerden definitiv unter Kontrolle bringen lassen, nämlich durch eine bewusste Umstellung der täglichen Essgewohnheiten. Es geht vor allem darum, ein Bewusstsein für die einzelnen

Nahrungsmittel zu entwickeln und jeden Tag aufs Neue die Lebensmittel auszuwählen, die dem Körper guttun.

So kannst Du ein aktives, zufriedenes Leben führen und sowohl Dein Wohlbefinden als auch Deine Gesundheit fördern. Wer die potenziellen Beschwerdeauslöser kennt, der kann frühzeitig präventiv dagegen vorgehen. Grundsätzlich ist ebenso eine begleitende medikamentöse Therapie denkbar, doch die Umstellung der Ernährungsgewohnheiten ist der wichtigste Baustein der Behandlung einer Histaminintoleranz.

Dieses Buch möchte das Thema „Histaminintoleranz" näher beleuchten und ein tieferes Verständnis für die breitgefächerte Symptomatik schaffen. Gleichzeitig zeigt dieser Ernährungsratgeber in verständlicher Weise auf, welche Maßnahmen für einen beschwerdefreien Alltag notwendig sind, welche Lebensmittel auf den Speiseplan dürfen und welche von nun an kein Bestandteil des täglichen Ernährungsplans mehr sind. Zudem erhältst Du hier viele wertvolle Tipps für den Einkauf, die richtige Lagerung der Lebensmittel und die frische Essenszubereitung. Mit einem umfassenden Hintergrundwissen bist Du bestens im Alltag gewappnet und histaminbedingte Beschwerden gehören definitiv der Vergangenheit an. Die Tipps erkennst Du an diesem Zeichen:

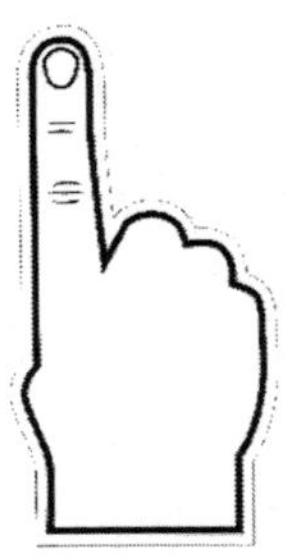

Dieses Buch möchte Dir zeigen, dass Du trotz einer Histaminintoleranz ausgewogen essen und genießen kannst. Dir steht ein breitgefächertes Spektrum an Lebensmitteln zur Verfügung, sodass Verzicht überhaupt kein Thema ist! Es ist wichtig, sich nicht auf etwaige Einschränkungen zu fokussieren, sondern vielmehr auf die Fülle der Lebensmittel zu schauen, die ohne schlechtes Gewissen auf dem Tisch landen dürfen. Des Weiteren erwarten Dich hier 155 alltagstaugliche und leckere Rezepte, die nicht nur Dich, sondern auch Deine Freunde, Familie und Gäste begeistern.

Noch ein kurzer Hinweis an dieser Stelle: Aus Gründen der leichten Lesbarkeit wird in diesem Buch bei Personenbezeichnungen und personenbezogenen Wörtern die männliche Form genutzt. Die entsprechenden Begriffe gelten im Sinne der Gleichbehandlung jedoch grundsätzlich für alle Geschlechter. Die verkürzte Sprachform hat lediglich redaktionelle Gründe und beinhaltet keinerlei Wertung!

Viel Freude nun beim Lesen, Nachkochen und Genießen! Fühl Dich wohl!

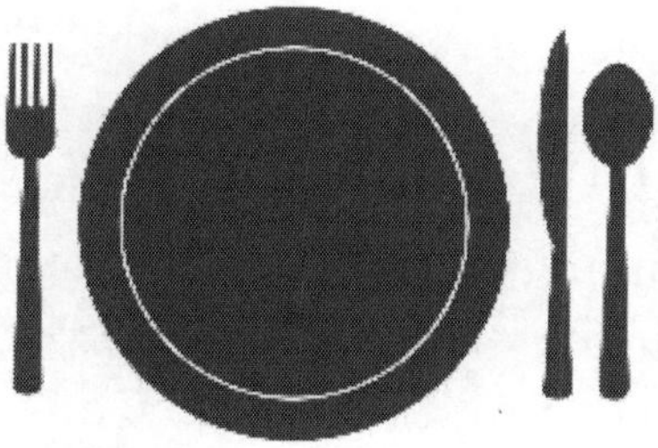

Guten Appetit & viel Freude.

HISTAMININTOLERANZ: WAS STECKT KONKRET HINTER DIESER UNVERTRÄGLICHKEIT?

Das Beschwerdebild dieser Unverträglichkeit ist äußerst facettenreich und unspezifisch. Das bedeutet, dass sich nicht bei allen Betroffenen die gleichen Symptome beobachten lassen. So klagen einige Histaminintolerante nur über moderate Beschwerden wie etwa Hautrötungen oder leichten Juckreiz. Andere hingegen kämpfen mit starken Kopfschmerzen, Atembeschwerden, Verdauungsproblemen oder sogar Herz-Kreislauf-Beschwerden. Diese Symptome können einzeln oder auch gemeinsam auftreten. Des Weiteren sind die Anzeichen einer Histaminintoleranz sehr wandelbar: Das heißt, dass sie unterschiedlich intensiv ausgeprägt sein können und zudem immer wieder neue Symptome auftreten können.

Histamin ist ein biologischer Botenstoff, also eine natürlich vorkommende Substanz, die sich im Gewebe von Menschen, Tieren und Pflanzen befindet. Aus diesem Grund wird es ebenfalls als Gewebshormon bezeichnet. Im Grunde ist Histamin ein sogenanntes biogenes Amin, also ein Umbau- und Abbauprodukt von Aminosäuren.

Amine werden in der Regel nach ihrer ursprünglichen Aminosäure benannt: Somit resultiert Histamin aus der Aminosäure Histidin.

Solche Amine werden durch körperinterne Prozesse gebildet, also endogen, aber auch über bestimmte Nahrungsmittel in den Organismus aufgenommen, also exogen.

In Lebensmitteln entstehen biogene Amine insbesondere dann, wenn Eiweiße durch Verderb-, Vergärungs- oder Fermentierungsprozesse umgewandelt werden.

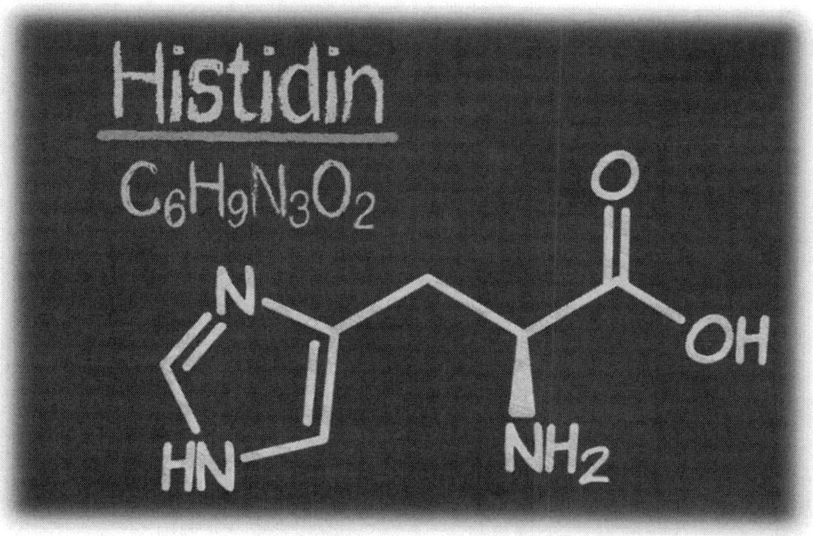

Histamin spielt im Körper von uns Menschen eine sehr wichtige Rolle. Als Gewebshormon ist es zum Beispiel an der Reizung von Nervenzellen beteiligt. Zudem regt es die Magensaftbildung an, sorgt für eine Erweiterung der Blutgefäße und hat ebenso einen Einfluss auf den Schlaf-Wach-Rhythmus.

Auch bei Allergiereaktionen wie zum Beispiel einer Pollen- oder Tierhaarallergie wird Histamin in großen Mengen über die Mastzellen freigesetzt, die sich in der Haut befinden: So kommt es zu den klassischen Allergiebeschwerden.

WAS LÄUFT IM KÖRPER EIGENTLICH AUS DER BAHN?

In altem Fisch oder in verdorbenem Fleisch stecken beispielsweise sehr hohe Histaminmengen. Diese würden bei jedem Menschen zu Beschwerden führen.

Menschen mit einer Histaminintoleranz sprechen jedoch schon auf deutlich geringere Mengen stark an. Der Grund dafür ist eine Fehlfunktion im Inneren ihres Körpers, doch um welche es sich hierbei konkret handelt, ist wissenschaftlich noch nicht abschließend geklärt. Experten vermuten vor allem einen Mangel beziehungsweise eine deutlich eingeschränkte Aktivität des Enzyms Diaminoxidase (DAO).

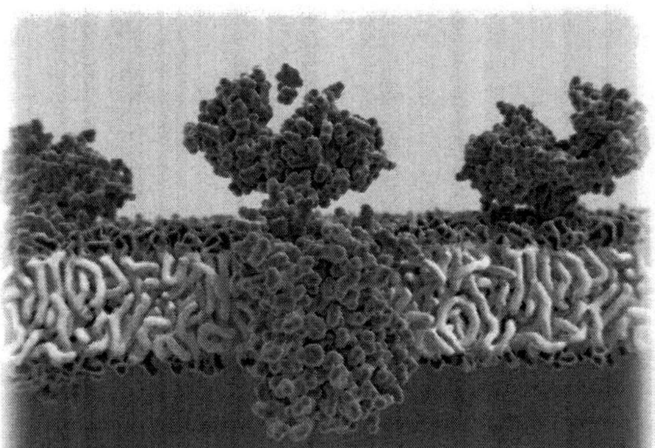

3D-Darstellung: Der Botenstoff Histamin bindet sich an

Rezeptoren, also an Andockstellen von Zellen im Körper.

Im Körper wird ständig Histamin produziert, doch es kann nicht mehr richtig abgebaut werden. Wird dann über die Tagesmahlzeiten noch mehr Histamin in den Körper befördert, kommt es zu einem Überschuss und somit zu den Unverträglichkeitserscheinungen. Wie schon gesagt, leiden nicht alle Betroffenen unter denselben Symptomen. Der Grund dafür ist, dass die verschiedenen Zellen und Körperorgane gewisse Andockstellen, sogenannte Rezeptoren, für Histamin haben. Dazu gehören zum Beispiel die sogenannten glatten Muskelzellen in der Wand des Darms, des Magens, der Gebärmutter, der Blutgefäße sowie der Bronchien. Doch auch die Nervenzellen des Körpers, die Drüsenzellen und die Mastzellen (Immunabwehrzellen) besitzen solche Histaminrezeptoren. Indem sich das Gewebshormon Histamin an diese Rezeptoren bindet, entfaltet es seine Wirkung. Ist die Histaminmenge im Körper also permanent hoch, kommt es zu einer ständigen Aktivierung dieser Rezeptoren. Je nachdem, wo das im Körper geschieht, machen sich die einzelnen Unverträglichkeitssymptome bemerkbar.

Das Enzym Diaminoxidase (DAO) soll im menschlichen Körper für einen effektiven Abbau des Histamins sorgen. Ebenso ist das Enzym Histamin-N-Methyl-Transferase für den Histaminabbau sehr wichtig. Dieses Enzym findet sich im Zellinneren und kann das Histamin in den Körperzellen inaktivieren.

Enthält eine Mahlzeit nun verschiedene biogene Amine, ist das DAO-Enzym hochaktiv, denn es muss sich nicht einzig um Histamin kümmern, sondern auch um andere Amine wie zum Beispiel Agmatin, das biogene Amin aus der Aminosäure Arginin, Cadaverin, das Amin aus der

Aminosäure Lysin, und Cysteamin, das biogene Amin aus der Aminosäure Cystein.

Wenn das DAO-Enzym mit einem anderen Amin beschäftigt ist, bleiben sozusagen keine Kapazitäten mehr für den Histaminabbau übrig. Das Gewebshormon muss sich quasi hintanstellen. Das ist nun gleichzeitig der Grund, warum ein bestimmtes Lebensmittel für

Menschen mit Histaminunverträglichkeit ungeeignet ist, selbst dann, wenn es vergleichsweise nur geringe Histaminmengen enthält. Die anderen biogenen Amine werden nämlich noch vor dem Histamin im Organismus abgebaut und das wenige DAO-Enzym verbraucht sich schnell. Währenddessen reichern sich im Körper aber immer höhere Histaminmengen an und so kommt es zu den typischen Symptomen und Beschwerden.

Vor allem für den Abbau von Histamin, das über die tägliche Nahrung aufgenommen wird, ist das DAO-Enzym also essenziell. Somit spielt es eine zentrale Rolle bei der Entstehung einer Histaminunverträglichkeit.

Bei einigen Betroffenen kann es sein, dass das Enzym nicht in ausreichender Menge im Körper vorhanden ist: In einem solchen Fall sprechen Mediziner von einem Enzymmangel. Bei anderen Personen kann die Aktivität des Enzyms beeinträchtigt sein.

Damit Dein Körper Histamin effizient abbauen kann, ist dieses Enzym übrigens außerdem noch auf bestimmte Hilfsstoffe angewiesen, so zum Beispiel auf Vitamin B6 oder Vitamin C. Ein Vitaminmangel kann die DAO-Enzymaktivität erheblich mindern und somit den Histaminabbau beeinträchtigen. Auch bestimmte Arzneimittelpräparate wie Antibiotika können die Tätigkeit dieses wichtigen Enzyms negativ beeinflussen.

WER LEIDET AN EINER SOLCHEN INTOLERANZ?

Wissenschaftliche Studien sind zum Ergebnis gekommen, dass eine solche Histaminintoleranz innerhalb einer Familie öfter vorkommen kann: Es wird also eine genetische Veranlagung für einen Diaminoxidase-Mangel oder eine Enzymfunktionsstörung vermutet.

Wie oft diese Art der Unverträglichkeit in unserer Bevölkerung auftritt, ist nicht sicher erfasst. Hierzu gibt es bislang also nur Schätzungen. Man geht jedoch aktuell davon aus, dass rund 1 bis 5 Prozent der Landesbevölkerung an einer Histaminintoleranz leiden. Frauen sollen Statistiken zufolge häufiger davon betroffen sein als Männer. Ungefähr 80 Prozent der histaminintoleranten Menschen sind Frauen – in den meisten Fällen sind sie älter als 40. Jahre (vgl. Net Doktor GmbH et.al).

Viele Betroffene haben zahlreiche Arztbesuche hinter sich, bevor sie die konkrete Ursache für ihre Beschwerden finden und eine finale Diagnose gestellt werden kann. Aus diesem Grund ist die Dunkelziffer vermutlich deutlich höher.

Kinder leiden wesentlich seltener unter einer Histaminintoleranz als erwachsene Menschen.

Auch das Ausprägungsmaß unterscheidet sich von einem Menschen zum nächsten: Einige wissen, dass sie Rotwein nicht so gut wie Weißwein vertragen und nach dem Genuss unter Kopfschmerzen oder einem weichen Stuhlgang leiden.

Bei anderen können sich stärker ausgeprägte Symptome zeigen: So gibt es Betroffene, die kaum mehr ihren Alltag bewältigen können und massiv unter den Symptomen leiden.

DURCH WELCHE SYMPTOME UND BESCHWERDEN ZEIGT SICH EINE HISTAMININTOLERANZ?

Der Zeitpunkt des Auftretens sowie der Intensitätsgrad der Symptome einer Histaminintoleranz können sehr stark variieren. Für die Betroffenen sind die auftretenden Symptome meist eine große Belastung.

Eine klare Symptomatikstruktur gibt es leider nicht. Die Symptome können einige Minuten nach dem Verzehr histaminhaltiger Lebensmittel auftreten, doch genauso noch bis zu 24 Stunden danach. So kann etwa eine Tomatensauce wenige Minuten nach dem Essen zu einem Völlegefühl mit Sodbrennen und Aufstoßen führen. Einige Stunden später kann es zusätzlich noch zu Blähungen kommen und am nächsten Tag können sich sogar noch unangenehme Kopfschmerzen oder Durchfall einstellen. Ob ein bestimmtes Nahrungsmittel also vertragen wird oder nicht, lässt sich frühestens einen Tag nach dem Verzehr sagen.

Bauchgrummeln und Bauchschmerzen lassen sich hingegen so gut wie immer beobachten. Wann diese Beschwerden jedoch auftreten ist von Mensch zu Mensch ganz unterschiedlich. Jeder hat eine individuelle Toleranzgrenze, verträgt also unterschiedlich viel Histamin. Auch die Menge des aufgenommenen Histamins spielt hier eine sehr wichtige Rolle.

Im Allgemeinen können bei einer Histaminunverträglichkeit folgende Symptome auftreten:

- **Migräne und Kopfschmerzen, beginnend mit einem verspannten Nacken**

  Histamin bewirkt die Freisetzung von Stickstoffmonoxid, was vor allem für eine Blutgefäßerweiterung sorgt – auch im Gehirn. Infolgedessen kann es zu Migräne und Kopfschmerzen kommen.

- **Schwindelgefühle, Benommenheit und eine ausgeprägte Müdigkeit**

  Auch diese Symptome können die Folge einer übermäßigen Histaminanreicherung im Körper sein.

- **Hautprobleme: Irritationen, Juckreiz, Urtikaria (Nesselsucht), Ekzeme, Rötungen im Gesicht**

  Das Gewebshormon Histamin kann auch die Mastzellen der Haut anregen. Infolgedessen kommt es zu einer Freisetzung von allergenen Inhaltsstoffen und zu Hauterscheinungen wie Rötungen, Juckreiz, Irritationen oder Quaddeln. In der medizinischen Fachsprache werden Gesichtshautrötungen als „Flush" bezeichnet.

  Auch eine Nesselsucht oder kleinere Schwellungen der Haut können auf eine Histamin-Unverträglichkeit hindeuten.

  Juckreiz kann sich nicht nur auf der Gesichtshaut zeigen, sondern auch an den Augen. Gerötete und juckende Augen sind also ebenfalls ein mögliches Anzeichen für eine Histamin-Unverträglichkeit.

- **Verstopfte Nase oder häufig rinnende Nase, häufiges Niesen**

  Nach dem Genuss histaminhaltiger Speisen und Getränke kann es oft zu einem sogenannten „Fließschnupfen“ kommen, das heißt zu einer rinnenden Nase. Auch häufiges Niesen kann auf eine Histaminunverträglichkeit hindeuten. Andere Personen mit einer Histaminintoleranz leiden hingegen nicht unter einem Fließschnupfen, sondern im Gegenteil unter einer verstopfen Nase. Kommt das häufig vor, sollte auch hier den konkreten Ursachen auf den Grund gegangen werden.

- **Atembeschwerden**

  In sehr schweren Fällen der Unverträglichkeit kann es zu einer starken Atemnot oder sogar zu einem Asthmaanfall kommen. Asthmapatienten haben durch ein bestimmtes Enzym oftmals noch größere Schwierigkeiten mit dem Histaminabbau.

  Bei ihnen kommt es häufig noch schneller zu einem Histaminüberschuss, sogar unabhängig von der Ernährung. Asthmabetroffene sollten über dieses Thema unbedingt mit einem Facharzt sprechen. Hier muss der genaue Ernährungsplan mit dem Behandlungsplan ärztlich abgestimmt werden.

- **Chronisch niedriger Blutdruckwert oder deutliche Blutdruckschwankungen**

  Histamin beeinflusst die Weite der Blutgefäße und somit kann es zu Herzstolpern, Herzrasen oder schwankenden Blutdruckwerten kommen. Vor allem bei sehr hohen Histaminmengen im Körper kann der Blutdruckwert deutlich absinken. Zudem kann es zu einem Versacken des Blutes in den Beinen kommen. Diese Symptome lassen sich aber äußerst selten beobachten!

- **Beschwerden des Magen-Darm-Trakts: Magenschmerzen, Aufstoßen, Sodbrennen, Übelkeit oder Völlegefühl**

  Durchfall, Verstopfung, Bauch- und Darmkrämpfe oder Blähungen können ebenfalls auftreten. Durch das Histamin steigt auch die Produktion der Säure im Magen. Die Muskelzellen der Darm- und Magenwand werden stärker vom Histamin stimuliert und infolgedessen kann es zu den unangenehmen Beschwerden kommen. Solche Symptome zeigen sich besonders oft nach dem Genuss histaminreicher Lebensmittel und Getränke.

- **Intensive Menstruationsbeschwerden**

  Histamin beeinflusst darüber hinaus wesentlich den hormonellen Haushalt der Frau.

  Eine stark schmerzende und krampfartige Regelblutung kann ein Anzeichen für eine Histaminunverträglichkeit sein. Das Histamin fördert die Kontraktionen der Gebärmutter und löst somit Unterleibskrämpfe aus. Des Weiteren steigert Histamin die Prostaglandinproduktion im Uterus (Gebärmutter). Auch das kann zu unangenehmen Schmerzen und Krämpfen führen.

  Zudem wird die Balance zwischen den drei Hormonen Progesteron, Prostaglandin und Estradiol gestört. In einem solchen Fall kann Dir ein Ernährungstagebuch helfen. So kannst Du später feststellen, wann die Beschwerden exakt eingesetzt haben und was Du in dem Zeitrahmen ungefähr gegessen und getrunken hast.

WIE KANN EINE HISTAMININTOLERANZ DIAGNOSTIZIERT WERDEN?

In sehr vielen Fällen dauert es lange, bis eine klare Diagnose gestellt werden kann, und das ist für die betroffenen Personen ein sehr belastender Leidensweg!

Bislang gibt es im Grunde keine sicheren Diagnosemittel, um die Histaminintoleranz mit hoher Zuverlässigkeit nachzuweisen. Da es sich bei dieser Intoleranz nicht um eine Allergie handelt, können auch nicht die üblichen Allergietests wie zum Beispiel Haut- oder Bluttests zur Anwendung kommen.

Allergie oder Unverträglichkeit?

Wer selbst eine Allergie hat, weiß wahrscheinlich, dass es sich beim Gewebshormon Histamin um einen der bedeutendsten Überträgerstoffe für sämtliche Allergien handelt.

Doch ist die Histaminunverträglichkeit dadurch automatisch eine Allergie? Nein, ganz klar nicht!

Vielmehr ist die Histaminintoleranz eine sogenannte Pseudoallergie. Das ist im Grunde eine Unverträglichkeit, im

Rahmen derer genauso wie bei der „echten“ Allergie über die Mastzellen Histamin ausgeschüttet wird.

Es kommt zur Entstehung unterschiedlicher Symptome, die einer Nahrungsmittelallergie ähneln, doch es fehlt das charakteristische Hauptmerkmal einer Allergie, nämlich die Antikörperbildung. Das Immunsystem ist bei der Histaminintoleranz also nicht beteiligt und somit lässt sich auch keine allergietypische Antikörperreaktion nachweisen.

Eine Nahrungsmittelallergie kann also dieselben körperlichen Beschwerden wie eine Histaminintoleranz hervorrufen, trotzdem ist die Nahrungsmittelallergie nicht mit dieser gleichzusetzen. Die Ähnlichkeit der Symptomatik ist aber der Hauptverwechslungsgrund für diese beiden Phänomene.

Die Histaminintoleranz ist somit aber definitiv eine Nahrungsmittel<u>unverträglichkeit</u>, <u>keine</u> Nahrungsmittel<u>allergie</u>!

Im Rahmen einer Allergie kommt es nämlich, wie gesagt, immer zu einer Beteiligung des Immunsystems. Der Organismus zeigt eine Überreaktion auf ein sogenanntes Allergen, einen im Grunde ungefährlichen Fremdstoff wie zum Beispiel einen Nahrungsmittelbestandteil, Tierhaare oder Blütenpollen. Infolgedessen kommt es zur Bildung der typischen IgE-Antikörper (Immunglobulin-E-Antikörper). Ärzte und Ernährungswissenschaftler sprechen hier von einer „immunologischen Reaktion“. Die Beschwerden fallen dabei ganz unterschiedlich aus, von einem leichten Brennen oder Jucken über Schwellungen des Mund- und Rachenraums bis hin zu lebensgefährlichem Kreislaufversagen oder einem anaphylaktischen Schock.

Demgegenüber steht die Intoleranz: An dieser ist das Abwehrsystem des menschlichen Körpers nicht beteiligt und somit entsteht keine immunologische Reaktion.

Im Fall einer Intoleranz fehlen dem Körper aber bestimmte Transportproteine und Enzyme, um bestimmte

Nahrungsmittelbestandteile wie zum Beispiel Fruchtzucker, Laktose (Milchzucker) oder eben Histamin abzubauen beziehungsweise in den Körper aufzunehmen. Die daraus entstehenden Beschwerden wie zum Beispiel Durchfall, Blähungen oder Bauchschmerzen schränken die Lebensqualität der betroffenen Personen maßgeblich ein.

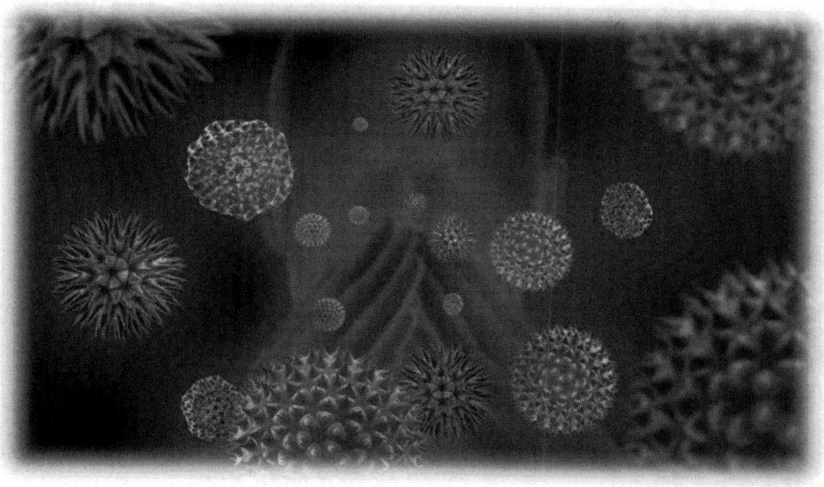

Die Fachbezeichnung „Pseudoallergie“ führt in Verbindung mit der Histaminintoleranz aber leider häufig zu Missverständnissen, denn schließlich bedeutet „pseudo“ so viel wie „scheinbar“, „angeblich“. Das meint aber keinesfalls, dass tatsächliche Beschwerden ausbleiben, und ebenso wenig, dass sich die Betroffenen diese Beschwerden nur einbilden.

Bei der Histaminintoleranz lassen sich lediglich im Organismus keine IgE-Antikörper nachweisen. Die Beschwerden der Betroffenen sollten aber in jedem Fall immer ernstgenommen und konsequent behandelt werden.

Was löst die Pseudoallergie aus?

Verschiedene Zusatzstoffe stehen im Verdacht, pseudoallergische Reaktionen hervorzurufen. Geschmacksverstärker, Konservierungsmittel, Farbstoffe, künstliche Süßungsmittel oder

Antioxidationsmittel sind ein sehr großes Problem im Rahmen der Histaminintoleranz.

Auf abgepackten Produkten müssen alle Zusatzstoffe in der Zutatenliste exakt aufgeführt werden. Auch auf Speisekarten in Restaurants und auf nicht verpackten Nahrungsmitteln müssen sich entsprechende Hinweise befinden. Besonders problematisch sind E-Nummern: Hinter diesen Kürzeln verbergen sich oft Geschmacksverstärker wie Glutamat oder Gewürzmischungen, die im Rahmen einer Histaminintoleranz unbedingt vermieden werden sollten.

Viele Hersteller haben begonnen, den Geschmacksverstärker Glutamat durch Hefeextrakt zu ersetzen. Hefeextrakt besteht zu ungefähr 10 bis 20 Prozent aus Glutamat und ist somit etwas besser verträglich. Hefeextrakt wird in der Nahrungsmittelindustrie nicht als Zusatzstoff gewertet und somit nicht mit einer E-Nummer gekennzeichnet.

Es muss aber eine eigene Zutat in der Zutatenliste sein. Lies hier also besonders achtsam!

Versuche, naturbelassen, saisonal und regional zu essen. Stark industriell verarbeitete Produkte sind grundsätzlich nicht gesund und ausgewogen. Im Rahmen einer Histaminintoleranz sollte umso gezielter auf diese Nahrungsmittel verzichtet werden.

Was sind Liberatoren und Hemmer?

Histaminreiche Lebensmittel sollten im Rahmen der täglichen Ernährung unbedingt vermieden werden, das ist ganz klar. Zudem gibt es aber noch zwei weitere wichtige Kategorien, nämlich zum einen die sogenannten Hemmer und zum anderen die Liberatoren.

Durch Liberatoren kommt es im Organismus zu einer zusätzlichen Ausschüttung von Histamin. Das Histamin wird aber nur schrittweise und recht langsam freigesetzt, sodass die Unverträglichkeit von Liberatoren medizinisch sehr schwer nachzuweisen ist. Liberatoren erschweren einem das Leben also langfristig und sollten daher unbedingt vom Ernährungsplan gestrichen werden. Dadurch ist es möglich, den Histaminspiegel recht niedrig zu halten. Soja, Kakao, Erdbeeren, Avocados, Tomaten und Schokolade sind Lebensmittel, die als Liberatoren gelten.

Zudem gibt es Histaminhemmer, also Lebensmittel, die den Histaminabbau beeinträchtigen und zusätzlich hemmen.

Menschen, die ohnehin unter einer Histaminabbaustörung leiden, sollten auf keinen Fall noch zusätzliche Hemmer-Nahrungsmittel aufnehmen. Hierzu gehören bestimmte Arzneimittelpräparate, Schwarztee und Alkohol.

Gibt es eine Histamintoleranzgrenze?

Ab welcher Histaminmenge Beschwerden auftreten, ist von Mensch zu Mensch verschieden. Jeder Mensch ist einzigartig und hat ganz individuelle Verträglichkeitsgrenzen.

Die Grenze, bei der es tatsächlich zu gesundheitlichen Beeinträchtigungen kommt, wird „individuelle Toleranzgrenze" genannt.

Dieser Toleranzwert lässt sich nicht in Zahlen darstellen, aus diesem Grund können keine allgemeingültigen Mengen- oder Verzehrempfehlungen gegeben werden. Hier muss jeder für sich selbst seine Toleranzgrenze austesten. Wenn die Eliminationsdiät, auf die wir gleich noch gesondert zu sprechen kommen, das Allgemeinbefinden deutlich verbessert, ist es in jedem Fall ratsam, die Toleranzgrenze zu ermitteln. Schließlich ist das Ziel einer gesunden Ernährung immer, so vielseitig, bunt und abwechslungsreich wie nur möglich zu essen. Es sollte also nicht unnötig auf bestimmte Lebensmittel verzichtet werden, sondern nur dann, wenn es aus Unverträglichkeitsgründen wirklich sein muss.

Tipp:

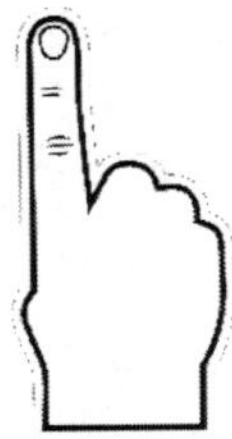

Führe während der Testphase ein Ernährungstagebuch, so kannst Du später leicht und schnell auf einen Blick sehen, welche Nahrungsmittel Dein Wohlbefinden fördern und welche nicht.

Diagnosen kritisch hinterfragen

Keine aktuell verfügbare medizinische Untersuchung und kein Test können sicher eine Histaminintoleranz ausschließen oder nachweisen. Viele Untersuchungsangebote von Heilpraktikern oder Ärzten – die im Allgemeinen auch nicht von der Krankenkasse übernommen werden – können nur einen Hinweis auf eine mögliche Intoleranz geben. Als sicherer Nachweis können solche Tests aber nicht angesehen werden.

Zudem kann keine Untersuchung mit absoluter Sicherheit nachweisen, ob ein Mensch körpereigenes oder exogenes – also von außen (zum Beispiel über die Nahrung) zugeführtes – Histamin nicht verträgt und deshalb mit Beschwerden und Symptomen reagiert.

Aus diesem Grund ist es sinnvoll, mögliche Diagnosen stets kritisch zu hinterfragen. Dennoch ist das Arzt-Patienten-Gespräch sehr wichtig, denn es kann den Verdacht auf eine mögliche Histaminunverträglichkeit erhärten. Der beste Ansprechpartner ist entweder der Hausarzt oder ein Facharzt für Innere Medizin, ein Internist. Du kannst Dich aber genauso gut an einen Facharzt für Dermatologie (Hautarzt) oder einen Allergologen wenden.

Durch gezielte Fragen versucht der Mediziner, die Symptome und Beschwerden einzuordnen und sich ein umfassendes Bild von Deinem Gesundheitszustand zu machen. Er fragt zum Beispiel, ob man bereits unter einer allergischen Erkrankung oder einer anderen Nahrungsmittelunverträglichkeit leidet.

Außerdem fragt er danach, ob ein Ernährungstagebuch geführt wird oder man selbst einen Zusammenhang zwischen den Intoleranzsymptomen und dem Verzehr bestimmter Lebensmittel erkennen kann. Im gemeinsamen Gespräch versucht der Arzt zu ermitteln, ob die Symptome abklingen oder sich zumindest bessern, wenn eine Zeit lang auf bestimmte Lebensmittel verzichtet wird. Bei Frauen sollte zusätzlich ein möglicher Zusammenhang zwischen den Symptomen und Menstruationsbeschwerden untersucht werden.

Der nächste wichtige Schritt ist dann, andere körperliche Ursachen für die auftretenden Symptome auszuschließen.

In der medizinischen Fachsprache ist hier von der „Differenzialdiagnose“ die Rede. Leidet eine Person zum Beispiel nach den Mahlzeiten häufig unter Bauchkrämpfen, Blähungen, Durchfall und Übelkeit, kann eine

Nahrungsmittelunverträglichkeit dahinterstecken. Eine Fructoseintoleranz, eine Laktoseunverträglichkeit oder eine Glutenunverträglichkeit (Zöliakie) können genauso gut die Ursache sein. In einem solchen Fall müssen sogar entzündliche Darmerkrankungen wie Morbus Crohn oder eine Divertikulitis in Betracht gezogen werden.

Umfassende Untersuchungen und ein durchdachtes Ausschlussverfahren sind also unerlässlich, um einer möglichen Histaminintoleranz auf die Spur zu kommen.

Das wichtigste Instrument bei der Ermittlung einer möglichen Histaminunverträglichkeit ist aber immer eine dreiwöchige Eliminationsdiät, die im folgenden Kapitel näher vorgestellt wird.

DIE BEHANDLUNG — DREI PHASEN FÜR EINE BESCHWERDEFREIE ZUKUNFT

Die beste Behandlungsmaßnahme einer Histaminunverträglichkeit ist eine Ernährungsumstellung in drei Phasen. Durch die Eliminationsdiät lässt sich zudem eine Intoleranzdiagnose absichern. Die erste Phase ist die sogenannte Karenzphase, die sich über einen Zeitraum von drei Wochen erstreckt. In dieser Zeit sind keine Nahrungsmittel und Getränke erlaubt, die biogene Amine enthalten, also nicht nur Histamin.

Wichtiger Hinweis:

Lasse Dich in diesen drei Phasen der Ernährungsumstellung unbedingt von einem Arzt begleiten. Dein Arzt hat das nötige Fachwissen und weiß genau, was es zu beachten gibt. Er kann zum Beispiel im Vorfeld Laborwerte bestimmen und auf diese Weise die DAO-Enzymaktivität im Blutserum ermitteln. Auch der Histamingehalt im Urin ist ein sehr wichtiger Wert! Anhand dieses Wertes kann der Mediziner erkennen, wie viel Histamin gerade im Organismus vorhanden ist.

Phase 1: Karenzphase – die wichtigsten Regeln

- Iss und trink möglichst histaminfrei beziehungsweise histaminarm. Greife bevorzugt zu frischen Lebensmitteln, die nur kurz gelagert worden sind.
- Genieße nur kurz gereifte Lebensmittel.
- Verzichte bitte unbedingt aufs Rauchen, passiv sowie aktiv, und ebenso auf Alkohol!
- Vermeide fermentierte Nahrungsmittel wie Sojasauce, Kimchi, Sauerkraut oder Miso.
- Auch Lebensmittel, die andere biogene Amine als Histamin enthalten, sollten in der Karenzphase vom Speiseplan entfernt werden.
- Vermeide Lebensmittel mit einer hohen Histidinkonzentration, denn Mikroorganismen im Körper wandeln diese in Histamin um.
- Iss saisonal, regional und möglichst naturbelassen. Greife am besten zu Lebensmitteln in Bio-Qualität, die frei von ungesunden Zusatzstoffen sind.
- Verzichte auf Arzneimittel, die Histamin freisetzen oder die Aktivität des DAO-Enzyms beeinträchtigen. In diesem Punkt solltest Du im Vorfeld aber unbedingt Rücksprache mit Deinem Arzt halten.
- Iss langsam und kaue jeden Bissen gründlich.
- Vergiss nicht, ausreichend zu trinken: Mindestens 2 bis 2,5 Liter müssen es pro Tag sein.
- Iss über den Tag verteilt lieber mehrere kleine Portionen als nur drei (zu) große Mahlzeiten.

Erlaubte Lebensmittel der Phase 1 – Motto: Histaminfrei muss es sein!

Nahrungsmittelgruppe	Das ist erlaubt
Gemüse	Sämtliches frisches und tiefgekühltes Gemüse ohne Zusätze, zum Beispiel: Eisbergsalat, Fenchel, Feldsalat, Endiviensalat, Staudensellerie, Zucchini, Kürbis, Karotten, Mangold, Gurken, grüne Bohnen (jung)
Kartoffeln	Gekochte Kartoffeln, Puffer usw.
Nüsse und Samen	Nicht geeignet!
Früchte	Äpfel, Mangos, Melonen, Aprikosen, Süßkirschen. Versuche in der Karenzphase jedoch am besten, auf Obst zu verzichten!
Getreide, Teig- und Backwaren	Frisch gemahlenes Dinkel- oder Vollkornweizen-mehl, Flocken, Brot, Brötchen, Knäckebrot ohne Zusätze, Hartweizengrieß-nudeln ohne Ei, Reis, Reiswaffeln ohne weitere Zusätze, Grieß
Milch und Milchprodukte	Frischmilch, Naturjoghurt, Kefir, frische Sahne ohne Verdickungsmittel (E 407), Quark, Frischkäse, Buttermilch, pflanzliche Milchalternativen wie Hafer-, Mandel- oder Kokosdrink (achte hier aber bitte darauf, dass keine unerwünschten Zusatzstoffe wie zum Beispiel Geschmacksverstärker

	enthalten sind, denn diese dürfen im Rahmen der Histamin-Intoleranz nicht aufgenommen werden!)
Fleisch, Wurst, Meeresfrüchte und Fisch	Sehr frisches oder TK-Fleisch, fangfrischer Fisch
Öle und Fette	Butter, kaltgepresste Pflanzenöle wie zum Beispiel Olivenöl
Süßes und Knabbereien	Zucker, Meersalz, Honig, Selbstgebackenes ohne Zusätze wie Geschmacksverstärker, Aromen, Farbstoffe oder dergleichen, Fruchtgummi
Eier	Weich gekochtes Ei, Rührei, Spiegelei, Omelett Bitte immer auf Frische achten!
Getränke	Wasser, Mineralwasser, Früchtetee

Testphase – Phase 2 der Eliminationsdiät

Sobald Du komplett beschwerde- und symptomfrei bist oder Deine ernährungsbedingten Beschwerden deutlich zurückgehen, kann die zweite Phase beginnen: Das ist die Testphase.

Hier geht es nun darum, einzelne Lebensmittel vorsichtig und schrittweise auf ihre Verträglichkeit hin zu testen. Dabei geht es also um die Ermittlung Deiner individuellen Histamintoleranzgrenze, die wir oben bereits angesprochen hatten.

Diese zweite Diätphase ist von großer Bedeutung, damit Du langfristig nicht auf Nahrungsmittel verzichtest, die Du gar nicht meiden müsstest. Als Frau solltest Du zudem bedenken, dass die

Verträglichkeit während der Zeit der Regelblutung schlechter sein kann.

Je nachdem, wie histaminempfindlich Du bist, kann auch die verträgliche Tagesmenge schwanken. Im Allgemeinen geben Ernährungsexperten eine Toleranzgrenze von rund 10 Milligramm an: Diese Dosis würdest Du bereits mit einer Salami- oder Käsescheibe erreichen. Doch das zentrale Stichwort ist „Vorsicht", denn bei Menschen mit einer Histaminintoleranz können schon kleinste Mengen Beschwerden hervorrufen.

Die wichtigsten Regeln:

- Iss besonders histaminarm und greife generell zu Nahrungsmitteln, die nur wenige biogene Amine enthalten. Steigere die Histaminmenge lieber langsam und schrittweise.
- Verzichte weiterhin auf Alkohol und ebenso auf Tabakkonsum.
- Vermeide größere Histaminmengen in einer Tagesmahlzeit.
- Verzichte auf ungesunde Zusatzstoffe, die eine pseudoallergische Wirkung hervorrufen können.
- Teste immer nur ein Lebensmittel aus: Wenn Du zwei Tage keinerlei Beschwerden hast, kannst Du vorsichtig das nächste Lebensmittel zum Testen hinzunehmen. Beginne im Idealfall mit Nahrungsmitteln, die Du schon vor der Karenzphase sehr gut vertragen hast.

Ganz wichtig ist noch folgender Aspekt:

Vergiss bitte nicht, dass auch viele kleine Histaminquellen, die Du einzeln möglicherweise gut verträgst, in Kombination zu Beschwerden führen können. Der Grund dafür ist, dass sich hier der Anteil an unverträglichen Stoffen zu hoch aufsummiert.

Deine Toleranzgrenze musst Du individuell für Dich ermitteln. Es gibt hier keinerlei pauschale Empfehlungen.

In der Regel dauert die zweite Phase der Eliminationsdiät, also die Testphase, vier bis sechs Wochen. Diese Phase geht dann fließend in die dritte und letzte Phase über.

Provokationstest – Phase 3 als Langzeiternährung

Der erfolgreiche Abschluss einer Eliminationsdiät erfolgt über einen sogenannten Provokationstest. Hier werden also absichtlich Nahrungsmittel verzehrt, die als histaminreich gelten.

Es geht darum zu überprüfen, ob die ursprünglichen gesundheitlichen Beeinträchtigungen tatsächlich durch den Stoff Histamin ausgelöst worden sind. Diese Methode ist zwar recht unangenehm, doch ausschlaggebend für eine klare Diagnosestellung. Damit vermeidest Du, dass Du künftig vielleicht auf Nahrungsmittel verzichtest, die Du problemlos vertragen würdest.

Teste in dieser Phase bitte keine Lebensmittel aus, die Du schon vor Deiner Diätphase nicht schon mehrfach gegessen hast.

Nach dem Abschluss der Eliminationsdiätphase solltest Du Deine Laborwerte nochmal neu ermitteln. Im Fall einer Histaminunverträglichkeit sollte sich nach dem Diätabschluss der allgemeine gesundheitliche Zustand deutlich verbessert haben. Der Histamingehalt im Urin sollte sich signifikant gesenkt haben. Auch die DAO-Enzymaktivität wird in der Regel besser ausfallen.

Nun bist Du bereit für die Langzeiternährung und kannst gut einschätzen, welche Histaminmenge Du pro Tag verträgst und auf welche Nahrungsmittel Du mit Beschwerden reagierst.

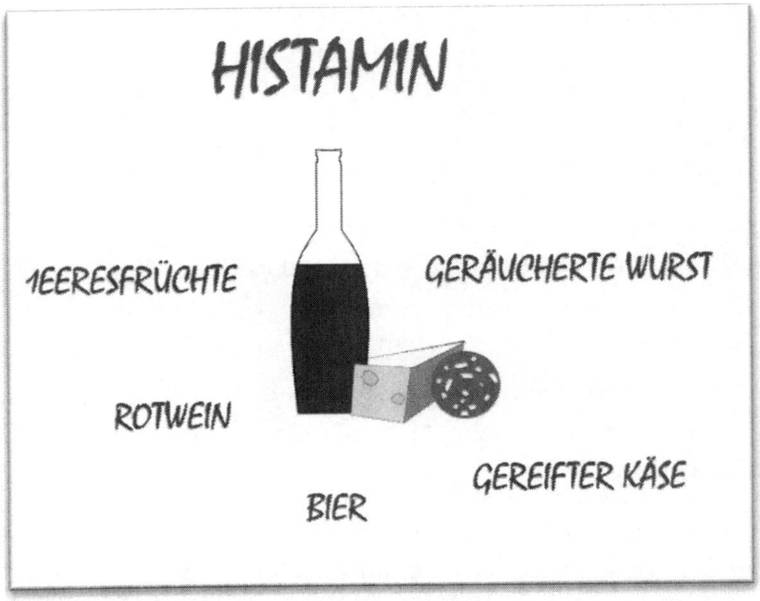

…und einiges mehr: Im Folgenden findest Du eine übersichtliche Lebensmitteltabelle mit allen Nahrungsmitteln, die gut verträglich sind, und allen, die im Rahmen der Histaminunverträglichkeit lieber vom Speiseplan entfernt werden sollten.

BESCHWERDEFREI GENIEẞEN: WAS DARF AUF DEN TISCH, WAS NICHT?

✓ *Histaminarm Erlaubte Lebensmittel*	× *Histaminreich Nicht geeignet*	o *Unsicher Bitte vorsichtig austesten!*

Fleisch- und Wurstwaren		
✓ frisches, naturbelassenes (nicht mariniertes oder dergleichen) Fleisch von Geflügel, Schaf, Ziege, Rind, Schwein, Wildschwein ✓ tiefgekühltes Fleisch (rasch aufgetaut) ✓ Kochwurst ✓ Kochschinken	× geräuchertes, gepökeltes, mariniertes, getrocknetes oder anderswie haltbar gemachtes Fleisch × Fleischextrakte und Formfleisch × Rohwürste (Salami, Zervelatwurst, Mettwurst, Landjäger) × Bratwurst × Leberwurst und Leber × Rohschinken × Fleischkonserven × am Knochen gereiftes Fleisch × „Dry Aged“: besonders lange abgehangenes Fleisch	o Hackfleisch vorverpackt o Kochwurst o Frischwurstaufschnitt o Wildfleisch

Fisch, Meeresfrüchte, Schalentiere, Krustentiere		
✓ Dorsch ✓ Seelachs ✓ Scholle ✓ Kabeljau ✓ Rotbarsch ✓ Schellfisch ✓ Zander ✓ Forelle	× Fischkonserven, marinierte, gesalzene, getrocknete, geräucherte oder in Essig eingelegte Fische und Meeresfrüchte × Thunfisch × Makrele × Hering × Sardinen × Sardellen × Fischsaucen × Schalen- und Krustentiere (Muscheln, Krebse, Krabben, Garnelen, Shrimps)	o Frischfisch o bediente Frischtheke und Markt
Milch- und Milchprodukte, Käse, Eier		
✓ frische Milch ✓ Joghurt ✓ Buttermilch ✓ Kefir ✓ Sahne ✓ Butter ✓ Butterkäse ✓ junger Gouda ✓ Frischkäse ✓ Mozzarella	× lang gereifter Käse: × Emmentaler × Parmesan × Camembert × Brie × Tilsiter × Edamer × Chester × Cheddar × Harzer Käse	o Rohmilch o Joghurt & Kefir *(die meisten Menschen vertragen Joghurt und auch Kefir im Rahmen einer HIT. Bitte*

✓ Quark ✓ Hüttenkäse (körniger Frischkäse) ✓ Mascarpone ✓ Ricotta ✓ Ziegenfrischkäse ✓ Schichtkäse ✓ frische Eier (vor allem Eigelb)	× Schmelzkäse × Schimmelkäse	*teste aber individuell aus, ob das für Dich auch zutrifft.)* ○ Sauermilchprodukte: ○ angesäuerte Buttermilch ○ saure Sahne ○ Crème fraîche ○ Fetakäse ○ UHT-Milch
Getreide- und Getreideprodukte		
✓ Brot, Backwaren ✓ Hirse ✓ Getreideflocken ✓ Reis ✓ Nudeln ✓ Dinkel ✓ Gerste ✓ Buchweizen	× Backwaren mit Zusatzstoffen × Fertigbackmischungen × Weizenkeime	○ Malz ○ Dosenmais ○ Weizen
Nüsse, Kerne und Samen		
✓ Kokosnuss ✓ Kokosmilch ✓ Kokoswasser ✓ Macadamianüsse ✓ Maronen (Esskastanien) ✓ Kürbiskerne	× Walnüsse × Cashewkerne × Erdnüsse	

✓ Chiasamen ✓ Pistazien ✓ Paranüsse		
	Früchte	
✓ Melone ✓ Heidelbeeren ✓ Preiselbeeren ✓ Litschi ✓ Mango ✓ Rhabarber ✓ Kirschen und Sauerkirschen ✓ Johannisbeeren ✓ Äpfel ✓ Cranberrys ✓ Aprikosen ✓ Nektarinen ✓ Pfirsiche ✓ frische Weintrauben (hell und dunkel)	× überreifes Obst × Zitrusfrüchte wie Orangen, Zitronen, Limetten, Apfelsinen, Clementinen usw. × Ananas × Bananen × Kiwi × Himbeeren × Erdbeeren × Papaya × Grapefruit × Pflaumen / Zwetschgen × Obstkonserven × Trockenfrüchte × Birnen	

Gemüse		
✓ Kartoffeln ✓ grüner Salat ✓ Kohl ✓ Rote Bete ✓ Kürbis ✓ Zwiebeln ✓ Radieschen ✓ Rettich ✓ Paprika ✓ Karotten ✓ Brokkoli ✓ Gurke ✓ Lauch ✓ Zucchini ✓ Mais ✓ Spargel ✓ Knoblauch	× Tomaten und Tomatenprodukte × Spinat × Sauerkraut × eingelegtes Gemüse (Rote Bete, Gurke, Aubergine, Avocado, Oliven, Zwiebeln) × Hülsenfrüchte (Linsen, Bohnen) × Tofu × Essiggemüse × Soja × Keime × Sprossen	o grüne Buschbohnen o Erbsen o Pilze wie Steinpilze oder Morcheln
Gewürze		
✓ Meersalz ✓ Knoblauch (frisch oder Pulver) ✓ Küchenkräuter, milde Gewürze ✓ Branntweinessig ✓ Essigessenz ✓ Apfelessig ✓ Bindemittel: Maisstärke ✓ Kartoffelstärke	× Weinessig × Balsamico × Hefeextrakt × Geschmacksverstärker (Glutamat, Natriumglutamat) × Bouillon, Brühe × Sojasauce × scharfe Gewürze	

Getränke		
✓ Wasser ✓ Kräutertee ✓ Rooibos Natur ✓ Säfte ✓ Fruchtnektare und Limonaden aus verträglichen Zutaten ✓ Mandelmilch	× Sojamilch × Energydrinks (Theobromin) × Säfte und Limonaden × Schwarztee × Tomatensaft × Obstsäfte aus Zitrusfrüchten × Brennnesseltee	o Reismilch o Hafermilch o Espresso o Grüntee o Kaffee
Süßwaren		
✓ Fruchtbonbons ✓ Fruchtgummi ✓ Kaugummi ✓ Popcorn ✓ Honig ✓ Konfitüre	× Schokolade × Kakao × Nougat × Marzipan × Marmelade × Erdnusscreme	
Alkohol		
✓ Weißwein ✓ helles Bier (Pils, Kölsch)	× Weißbier × Rotwein × Likör × Sekt × Champagner	o klare Schnäpse

ELF TIPPS UND TRICKS FÜR DIE RICHTIGE, HISTAMINARME ERNÄHRUNG

Für mehr Beschwerdefreiheit und einen rundum zufriedenen Bauch gibt es nachfolgend noch elf Tipps und Tricks:

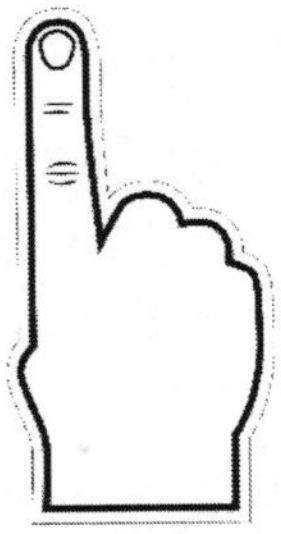

1. Iss langsam und kau immer gründlich

Zu hastiges Essen führt dazu, dass Mahlzeiten noch schlechter vertragen werden. Gelangen große Nahrungsbrocken in den Magen, muss der Körper mit vielen Verdauungssäften dafür sorgen, dass die Nahrung verdaut und zerkleinert wird. Das gelingt bedauerlicherweise nicht immer ganz reibungslos und infolgedessen kommt es zu Magenschmerzen und Darmbeschwerden. Nimm Dir ruhig diese Auszeit im Alltag und genieße Dein Essen.

Nebenbei zu essen im Büro, in der Bahn oder gar im Auto mögen zunächst zeitsparend wirken, doch langfristig führt das nur zu Beschwerden, die Dich letztlich mehr Kraft und auch Zeit kosten.

Das hat der bekannte Pfarrer Sebastian Kneipp in einer sehr schönen Weisheit zusammengefasst:

„WER KEINE ZEIT FÜR SEINE GESUNDHEIT HAT, WIRD SPÄTER VIEL ZEIT FÜR SEINE KRANKHEITEN BRAUCHEN.“

---

2. Iss regelmäßig

Wenn Du über einen Zeitraum von mehreren Stunden nichts oder kaum etwas isst, dann kann es sein, dass die nächste Mahlzeit umso üppiger ausfällt. Das belastet unnötig Deinen Magen-Darm-Trakt und mindert Dein Wohlbefinden. Du solltest im Idealfall zwischen zwei Mahlzeiten eine Pause von vier Stunden lassen, mehr aber nicht.

Du kannst Dir gern einen kleinen Snack zubereiten: Wie wäre es mit ein wenig Naturjoghurt und frischen Früchten? Oder mit einem belegten Vollkornbrötchen?

3. Trinken nie vergessen

Wer bemüht ist, ernährungsbedingte Beschwerden zu vermeiden, der fokussiert sich oft sehr auf die erlaubten und „verbotenen“ Lebensmittel.

Dabei vergisst man oft, wie maßgeblich eine ausreichende Flüssigkeitsversorgung doch ist. Das Trinken darfst Du nie aus dem Blick verlieren. Trink zu den Mahlzeiten nur kleine Mengen, am besten Früchtetee oder stilles Wasser.

Zwischen den Mahlzeiten kann die Trinkmenge dann erhöht werden: Insgesamt solltest Du als erwachsene Person pro Tag mindestens 2 Liter Wasser trinken.

4. Blähende Lebensmittel bitte nur in Maßen

Bohnen, Kohl und Co. sollten nicht täglich auf Deinem Tisch landen.

Obwohl diese Lebensmittel an sich sehr gesund sind, können Sie die Verdauung erschweren und Dein Wohlbefinden somit noch mehr mindern.

5. Proteine und gesunde Fette sind sehr wertvoll

Kohlenhydratreiche Mahlzeiten, die aber gleichzeitig sehr wenig gesunde Fette und Eiweiße enthalten, brauchen viel länger, um den Verdauungstrakt zu passieren. Das führt im Allgemeinen zu Bauchbeschwerden. Die Nährstoffe, die in den einzelnen Speisen enthalten sind, „rutschen“ an den Resorptionsflächen des Dünndarms vorbei. Außerdem haben die Enzyme nicht ausreichend Zeit, um zu wirken.

Infolgedessen kommt es auch im Dickdarm zu unterschiedlichen Beschwerden.

Baue daher ein wenig gesunde Fette – vor allem Omega-3-Fettsäuren – sowie Proteine in Deine Mahlzeiten ein. Dafür kannst Du den Kohlenhydratanteil ruhig ein wenig mindern.

Versuche, diese Umstellung aber schrittweise und langsam durchzuführen, damit Dein Verdauungstrakt ausreichend Zeit hat, um sich an die optimierte Nähr- und Vitalstoffzusammensetzung zu gewöhnen.

6. Histamin ist nicht immer der Übeltäter

Nicht immer muss eine Histaminunverträglichkeit hinter den Beschwerden stecken. In manchen Fällen bestätigt sich eine unausgewogene und ungesunde Mahlzeitenzusammensetzung oder hastiges Essen.

Führe die Eliminationsdiät mit ihren drei Phasen geduldig und achtsam durch. Im Idealfall solltest Du Dir dafür die Begleitung Deines Arztes oder einer Ernährungsberatung holen.

7. Richtig einkaufen – Food Check

Der erste Einkauf nach der Diagnose „Histaminunverträglichkeit" kann einige Zeit in Anspruch nehmen. Du musst Dir die Zutatenlisten nämlich viel genauer durchlesen als zuvor. Ein sehr wichtiger Punkt sind die Zusatzstoffe. Überprüfe genau, was in den Produkten steckt, auch in denen, die Du schon längere Zeit kaufst. Hin und wieder verändern Nahrungsmittelhersteller ihre Rezeptur, und das kann vor allem im Rahmen einer Histaminunverträglichkeit weitreichende Folgen haben!

Auf folgende **unverträgliche Inhaltsstoffe**
solltest Du unbedingt achten:

- Hefeextrakt
- Johannisbrotkernmehl
- Glutamat
- Sojalecithine
- Zitronensäure und Zitronensaft
- Karrageen

Am besten solltest Du zu Produkten greifen, die möglichst kurze Zutatenlisten haben. Je mehr Zusatzstoffe sich in einem Nahrungsmittel befinden, desto höher ist die Gefahr einer Unverträglichkeit.

8. Achte immer auf absolute Frische

Die Frische der Nahrungsmittel ist im Rahmen einer Histaminintoleranz entscheidend. Das gilt vor allem für **Fleischwaren**! Am besten solltest Du Fleisch beim Metzger kaufen, denn er kann Dir viele wertvolle Hintergrundinformationen zu den jeweiligen Fleischsorten und ihrer Verarbeitung geben. Fleisch solltest Du ausschließlich frisch und niemals vakuumverpackt kaufen. Als gut verträgliche Sorten gelten Rind, Geflügel und Lamm. Zudem ist es wichtig, das Fleisch immer sofort zu verarbeiten!

Achtung:

Bei Hackfleisch ist der Histamingehalt zeitabhängig: Aus diesem Grund solltest Du das Fleisch vor der Zubereitung am besten selbst durch den Fleischwolf drehen oder das vom Metzger erledigen lassen.

9. Entdecke die Lust am Kochen

Frisch kochen ist das A und O einer gesunden Ernährung – vor allem im Zusammenhang mit einer Histaminintoleranz. Wenn Du zu einem begeisterten Koch wirst, bekommst Du immer mehr ein Gespür für die richtigen Nahrungsmittel.

Es macht Spaß, Neues auszuprobieren, verschiedene Gerichte zu kreieren und die volle Kontrolle über die verwendeten Zutaten zu haben.

Du wirst sehen, dass Du eine ganz neue Sicht auf das Essen bekommen und das Leben wieder in vollen Zügen genießen kannst.

Vor allem im Rahmen einer Histaminunverträglichkeit sollten Fertiggerichte der Vergangenheit angehören. Diese Produkte enthalten nur ungesunde Zusätze, dafür aber kaum wertvolle Nähr- und Vitalstoffe.

10. Finde Deine Motivation!

Es ist entscheidend, dass Du einen Sinn in Deinem Handeln entdeckst. Führst Du neue und gesunde Ernährungsgewohnheiten ein, entlarvst

Du damit zugleich ungesunde Verhaltensmuster und traust Dich, einen neuen Weg einzuschlagen.

Höre auf Deine innere Stimme und hab Geduld mit Deinem Körper. Er muss sich an den neuen Ernährungsplan erst gewöhnen. Die tägliche Ernährung soll Deine Vitalität, Deine Leistungsfähigkeit und Dein Wohlbefinden steigern. Sie soll keine Einschränkung und kein massiver Verzicht sein, sondern vielmehr eine Bereicherung. Mach Dir immer wieder selbst bewusst, warum Du diese Ernährungsumstellung möchtest und wie sehr Deine Lebensqualität dadurch ansteigt.

11. Kühlkette niemals unterbrechen

Du solltest auch beim Einkauf stets darauf achten, dass Du die Kühlkette nicht unterbrichst.

Packe also alles im Supermarkt rasch ein und bringe die frischen Lebensmittel so schnell es geht nach Hause. Verstaue dort alles sofort im Kühlschrank oder im Gefrierschrank.

Im Idealfall solltest Du Dir für Deine Einkäufe Kühltaschen besorgen. Vor allem bei Fisch und Fleisch ist absolute Frische das oberste Gebot im Rahmen der Histaminunverträglichkeit.

RICHTIG WÜRZEN, RUNDUM GENIEßEN!

Ordnung im eigenen Gewürzregal – das ist ein sehr wichtiger Punkt auf der To-do-Liste, wenn Du unter einer Histaminunverträglichkeit leidest. Leider sind dann nämlich einige Gewürze für Dich nicht gut verträglich. Mach Dir aber keine großen Sorgen! Du wirst sehen, dass Deine Gerichte weiterhin richtig gut schmecken werden, denn wir essen oftmals viel zu „überwürzt".

Verschiedene Geschmacksverstärker, Hefeextrakte und Glutamate bewirken, dass die Geschmacksknospen unserer Zunge natürlich gewürzte Mahlzeiten als geschmacklos und somit langweilig empfinden. Vor allem dann, wenn Du bislang Fertiggewürze verwendet hast, kann die Umgewöhnung ein wenig Geduld erfordern. Freu Dich aber auf die Umstellungszeit und auf viele neue Geschmackserlebnisse!

Verbanne sämtliche Zusatzstoffe

Stelle alle Gewürze übersichtlich auf Deine Küchenarbeitsplatte oder den Tisch. Sortiere vor allem alle Gewürze aus, die Hefeextrakt, Geschmacksverstärker oder Glutamat enthalten. Das trifft nahezu auf alle Fertigwürzmischungen (zum Beispiel Gyros-

Gewürzmischung, Tomaten-Gewürzsalz, Pommesgewürz usw.), Fertig-Suppenbrühen und Bouillons zu.

Lies die Zutatenlisten aufmerksam durch, damit nichts Unverträgliches auf Deinem Gewürzregal bleibt.

Salz

Welches Salz verwendest Du? Enthält es Jod? Wenn ja, dann muss es nun leider aus der Küche verbannt werden. Setze lieber auf Meersalz, Himalayasalz oder ein anderes Steinsalz, das komplett frei von künstlichen Zusätzen ist.

Pikantes und Soja

Alles, was scharfe Gewürze wie zum Beispiel schwarzen Pfeffer, Curry, Chili oder Senf enthält, muss aussortiert werden. Ebenso alle Gewürze mit Soja und Zitrone.

Ausnahme:

Weißer Pfeffer wird von den meisten Menschen trotz Histaminintoleranz gut vertragen. Probiere hier trotzdem vorsichtig aus und lasse den weißen Pfeffer sonst weg.

Öle und Essig

Ein Essig-Öl-Dressing schmeckt sehr gut über einem frischen Salat, doch nicht jedes Öl und nicht jeder Essig sind in gleichem Maße gut geeignet. Sonnenblumen- und

Walnussöl müssen leider verbannt werden. Greife stattdessen gern zu Lein-, Raps- oder Olivenöl.

Balsamico-Essig, Rotwein- und Weißweinessig müssen gegen Weingeist-Essig oder Branntweinessig ausgetauscht werden.

Folgende Gewürze sind im Rahmen einer Histaminintoleranz erlaubt:

- Basilikum
- Petersilie
- Bohnenkraut
- Meersalz
- Oregano
- Pfefferminze
- Salbei
- Schwarzkümmel
- Rosmarin
- Ceylon-Zimt
- Kardamom
- Thymian
- Liebstöckel
- Nelke
- Kurkuma
- Koriander
- Kümmel
- Paprikapulver edelsüß

Du siehst, es gibt eine ganze Reihe an verträglichen Kräutern und Gewürzen. Dabei spielt es übrigens keine Rolle, ob die Kräuter frisch oder getrocknet zum Einsatz kommen.

Nachdem Du nun ein umfangreiches Hintergrundwissen zum Thema „Histaminintoleranz“ erworben hast, lass uns zu den Rezeptideen übergehen. Dich erwarten hier 155 leckere histaminarme Rezepte, die sich unkompliziert im Alltag nachkochen lassen.

Du wirst sehen, wie viele facettenreiche und leckere Gerichte auf Dich warten. Du musst gar nicht auf so vieles verzichten, sondern kannst im Gegenteil Deinen kulinarischen Alltag in vollen Zügen genießen.

Sollten sich in einem Rezept Zutaten finden, bei denen Du Dir nicht sicher bist, dann teste bitte langsam und vorsichtig aus, ob Du das jeweilige Nahrungsmittel verträgst.

Viel Freude beim Nachkochen und Genießen!

KOCHEN BEI HISTAMININTOLGERANZ – REZEPTE FÜR DEN ALLTAG

Guten Appetit!

Frühstück –

für einen vitalen Start in den Tag

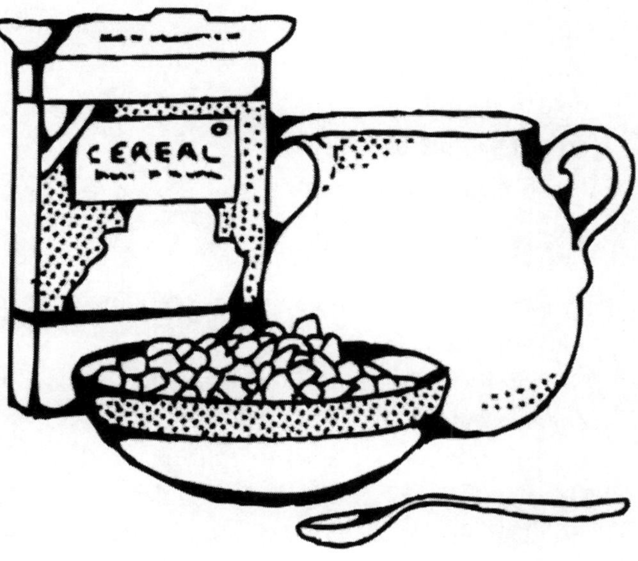

Lecker.

Preiselbeer-Kirsch-Granola

Portionen: 4 | Zubereitungszeit: 10 Min

Zutaten

- 170 g feine Haferflocken
- 50 g Kokosraspel
- 30 g Kokosmehl
- 100 ml Ahornsirup
- ¼ TL Meersalz
- 4 EL Wasser
- 1 EL Kokosöl
- 100 g Preiselbeeren
- 100 g entsteinte Kirschen
- Vanillearoma nach Bedarf

Zubereitung

1. Ein Backblech mit Backpapier auslegen und den Ofen auf 140 Grad vorheizen.
2. Die Haferflocken mit den Kokosraspeln, dem Kokosmehl und Meersalz gut vermischen.
3. In einer anderen Schüssel den Sirup mit dem Wasser, dem flüssigen Kokosöl sowie dem Vanillearoma gut verrühren, anschließend zu den trockenen Zutaten hinzugeben und miteinander vermischen.
4. Nun die Masse gleichmäßig auf dem Backblech verteilen und für 45 Minuten in den Ofen geben. Danach das Granola noch einmal durchrühren und erneut für etwa 35 Minuten in den Ofen geben, bis alles knusprig ist. Anschließend aus dem Ofen nehmen und zum Abschluss die Kirschen sowie die Preiselbeeren unterrühren.

Fruchtiger Hirsebrei

Portionen: 2| Zubereitungszeit: 15 Min

Zutaten

- 100 g Hirse
- 50 g Brombeeren
- 3 Aprikosen, mittelgroß
- 100 g Speisequark (Magerstufe)
- 80 g Heidelbeeren
- 1 Prise Zimt
- 1 EL Agavendicksaft

Zubereitung

1. 300 ml Wasser aufkochen lassen und die Hirse einrühren. Für etwa 5 Minuten unter Rühren köcheln lassen.
2. Die Aprikosen waschen, entsteinen und in feine Streifen schneiden. Anschließend zusammen mit den Brombeeren zur Hirse hinzugeben. Die Hitze reduzieren und weiterrühren, bis sich der Brei verfärbt hat.
3. Den Hirsebrei anschließend in zwei Schälchen füllen, mit dem Quark und den Heidelbeeren anrichten.
4. Etwas Zimt und den Agavendicksaft darüber geben.

Johannisbeeren-Frühstücksbrei

Portionen: 2 | Zubereitungszeit: 20 Min

Zutaten

- 100 g Sahne
- 75 g Hirse
- ½ Apfel
- 100 g Johannisbeeren

Zubereitung

1. Gib zuerst die Hirse mit 250 ml Wasser in einen Topf und bringe alles zum Kochen. Die Hirse bei geringer Hitzezufuhr 10 Minuten köcheln lassen. Anschließend in ein Sieb geben und abkühlen lassen.
2. Wasche den Apfel, entferne das Kerngehäuse und schneide ihn in Würfel. Die Johannisbeeren waschen und die Stiele entfernen.
3. Gib die Hirse in zwei Schälchen. Den Apfel und die Beeren darüber verteilen.
4. Schlage die Sahne mit einem Mixer steif und hebe sie unter den Frühstücksbrei.

Fruchtiger Haferbrei

Portionen: 2 | Zubereitungszeit: 15 Min

Zutaten

- 3 TL Honig
- 60 g zarte Haferflocken
- 160 g Sahne
- 100 g Heidelbeeren

Zubereitung

1. Gib zuerst 100 g Sahne mit den Haferflocken und 100 ml Wasser in einen Topf und bringe alles zum Kochen. Nachdem der Brei aufgekocht ist, kannst Du diesen abkühlen lassen. Rühre den Honig anschließend unter.
2. Wasche die Heidelbeeren und püriere sie mit einem Pürierstab zu einem feinen Mus.
3. Schlage die übrigen 60 g Sahne steif und hebe sie unter den Haferbrei.
4. Verteile den Brei auf zwei Schälchen. Die Heidelbeersauce darüber verteilen und servieren.

Brombeerjoghurt mit Crunch

Portionen: 2 | Zubereitungszeit: 10 Min

Zutaten

- 300 g griechischer Joghurt
- 250 g Brombeeren
- 50 g gepuffter Buchweizen
- 2 TL Rohrzucker

Zubereitung

1. Gib den Joghurt in zwei Schälchen.
2. Wasche die Brombeeren gründlich ab und rühre sie unter den Joghurt. Den gepufften Buchweizen und den Rohrzucker hinzugeben, alles vermengen und servieren.

Knuspermüsli für jeden Tag

Portionen: 5 | Zubereitungszeit: 10 Min

Zutaten

- 70 g Saatenmischung (Kürbiskerne, Sonnenblumenkerne)
- 1 Prise Ceylon-Zimt
- 4 EL Kokosöl
- 60 g Agavendicksaft
- 250 g zarte Haferflocken

Zubereitung

1. Heize zuerst den Backofen auf 150 Grad Ober- und Unterhitze vor.
2. Das Kokosöl mit dem Agavendicksaft in eine Pfanne geben und erhitzen. Rühre das Zimtpulver, die Haferflocken und die Saatenmischung unter.
3. Verteile das Müsli auf einem mit Backpapier belegten Backblech und backe es im Ofen für 25 Minuten.
4. Anschließend aus dem Ofen nehmen, abkühlen lassen und in einem luftdicht verschlossenen Glas oder Behälter aufbewahren.

Chia-Kokos-Müsli

Portionen: 2 | Zubereitungszeit: 5 Min

Zutaten

- 200 g griechischer Joghurt
- 1 EL Kokosraspel
- 3 EL Chiasamen
- 1 EL Kürbiskerne
- 1 EL Sonnenblumenkerne
- 2 EL zarte Haferflocken

Zubereitung

1. Vermenge die Chiasamen mit den Haferflocken, den Sonnenblumenkernen, den Kürbiskernen und den Kokosraspeln.
2. Verteile den Joghurt auf zwei Schälchen und gib die Müslimischung darüber.

Zimt-Porridge

Portionen: 2 | Zubereitungszeit: 15 Min

Zutaten

- 70 g Buchweizenflocken
- 2 EL Honig
- 1 TL Zimtpulver
- ½ Zimtstange
- 1 Stück Ingwer, 1 cm, fein gerieben
- 1 Prise Meersalz

Zubereitung

1. 500 ml Wasser zum Kochen bringen und darin die Buchweizenflocken mit dem Zimt sowie einer Prise Meersalz kochen. Zugedeckt bei mittlerer Hitzezufuhr rund 15 Minuten köcheln lassen.
2. Nun den Ingwer mit 1 EL Honig sowie der halben Zimtstange in den Topf geben. Alles gut durchmischen und ungefähr 3 Minuten kochen.
3. Den restlichen Honig zum Buchweizenporridge hinzugeben und alles in Schälchen füllen.

Red-Power-Smoothie

Portionen: 2 | Zubereitungszeit: 10 Min

Zutaten

- 1 TL Honig
- 5 Minzblätter
- 60 g Johannisbeeren
- 20 g Heidelbeeren
- 200 g griechischer Joghurt

Zubereitung

1. Gib den Joghurt in einen Smoothie-Maker.
2. Die Beeren waschen und zum Joghurt dazugeben. Die frischen Minzblätter und den Honig unterrühren.
3. Püriere nun alles zu einem cremigen Smoothie. Falls Dir die Konsistenz zu dickflüssig ist, kannst Du noch etwas Wasser unterrühren.

Möhren-Gurken-Juice

Portionen: 2 | Zubereitungszeit: 20 Min

Zutaten

- 1 EL Kürbiskerne
- ½ Möhre
- 100 g Apfel
- 100 g Gurke
- Mineralwasser
- ½ gelbe Paprika
- Meersalz

Zubereitung

1. Wasche zuerst die Paprika. Entferne die Trennhäute. Anschließend in Würfel schneiden.
2. Die Möhre waschen, schälen und ebenfalls in Würfel schneiden. Auch die Gurke schälen, waschen und kleinschneiden.
3. Wasche den Apfel, halbiere ihn und entferne das Kerngehäuse. Anschließend fein würfeln.
4. Gib die Möhre zusammen mit der Paprika, der Gurke und dem Apfel in einen Smoothie-Maker. Die Kürbiskerne hinzugeben und alles zu einem Smoothie pürieren. Gib noch etwas Mineralwasser hinzu, bis Deine gewünschte Konsistenz erreicht wurde.
5. Schmecke den Smoothie mit Meersalz ab und fülle ihn in zwei Gläser.

Immun-Power-Smoothie

Portionen: 2 | Zubereitungszeit: 10 Min

Zutaten

- 1 Stück Ingwer, 2 cm, sehr fein gerieben
- 100 g Kohlrabi
- 100 g Gurke
- 100 g Honigmelone

Zubereitung

1. Die Honigmelone zuerst schälen, die Kerne entfernen und in Würfel schneiden. Die Gurke waschen und klein schneiden. Schäle den Kohlrabi und schneide ihn ebenfalls klein.
2. Gib nun die Gurke zusammen mit der Melone, dem fein geriebenen Ingwer und dem Kohlrabi in einen Smoothie-Maker oder Stabmixer. Püriere alles zu einem cremigen Shake und verteile diesen auf zwei Gläser.

Hafermüsli-Mischung mit Apfel

Portionen: 7 | Zubereitungszeit: 10 Min

Zutaten

- 40 g Apfelchips
- 40 g Rohrzucker
- 50 g Rapsöl
- 100 g Apfelmus (ohne Zitronensäure und Zitronensaft)
- 250 g feine Haferflocken
- 50 g Haferkleie

Zubereitung

1. Gib zuerst die Haferflocken und die Haferkleie in eine Schüssel. Das Apfelmus unterrühren.
2. Erhitze in einem Topf das Rapsöl mit dem Zucker. Gib diese Masse, sobald der Zucker geschmolzen ist, über die Hafer-Apfelmus-Mischung. Vermische alles gründlich miteinander.
3. Lege ein Backblech mit Backpapier aus. Heize den Backofen auf 175 Grad Ober- und Unterhitze vor.
4. Verteile das Müsli auf dem Backblech und backe es im Ofen 12 Minuten lang. Kurz wenden und nochmals 12 Minuten backen.
5. Anschließend das Müsli herausnehmen, abkühlen lassen und zum Schluss mit den Apfelchips vermengen.

Schnelle Frühstückspfannkuchen

Portionen: 4 | Zubereitungszeit: 25 Min

Zutaten

- 2 EL Rohrzucker
- Rapsöl
- 1 TL Weinsteinbackpulver
- 150 g Dinkelmehl
- 3 frische Bio-Eier, Größe M
- 150 ml frische Milch

Zubereitung

1. Trenne zuerst 2 Eier voneinander. Gib die beiden Eigelbe mit dem übrigen Ei in eine Schüssel. Rühre die Milch unter und schlage alles kurz mit dem Mixer auf.
2. Vermenge das Mehl mit dem Backpulver und gib es zu der Ei-Milch-Mischung. Alles zu einem feinen Teig verarbeiten.
3. Die zwei Eiweiße jetzt steif schlagen. Gib nach und nach den Zucker hinzu. Hebe den Eischnee unter den Teig.
4. Erhitze das Öl in einer Pfanne und backe nach und nach die Pfannkuchen darin von beiden Seiten je 2 Minuten aus.
5. Die fertigen Pfannkuchen kannst Du im Backofen bei 50 Grad so lange warm halten, bis alle ausgebacken sind.

Aprikosen-Hirse-Salat

Portionen: 2 | Zubereitungszeit: 20 Min

Zutaten

- 400 ml ungesüßter Mandeldrink
- 1 EL Ceylon-Zimt
- 100 g Hirse
- 150 g Heidelbeeren
- 2 Aprikosen
- 100 g Naturjoghurt

Zubereitung

1. Erwärme den Mandeldrink zusammen mit dem Ceylon-Zimt in einem Topf. Gib dann die Hirse dazu und lasse alles eine Viertelstunde lang bei mittlerer Hitzezufuhr köcheln. Gelegentlich umrühren.
2. Wasche zwischenzeitlich das Obst, entferne den Kern der Aprikosen und schneide die Aprikosenhälften in ganz feine Streifen.
3. Verteile die gegarte Hirse auf zwei Schüsselchen und gib den Joghurt darüber.
4. Garniere zum Schluss noch mit den Aprikosen und den Heidelbeeren.

Warme Dinkelwaffeln mit fruchtiger Note

Portionen: 8 Stück | Zubereitungszeit: 25 Min

Zutaten

- 400 g Apfelmus (ohne Zitronensäure und Zitronensaft)
- 1 ½ TL Weinsteinbackpulver
- 50 g Speisestärke
- 250 g Dinkelmehl
- 80 g Rohrzucker
- 100 g Butter

Zubereitung

1. Schlage zuerst die Butter zusammen mit dem Zucker ein paar Minuten schaumig auf.
2. Vermenge das Mehl mit dem Backpulver und der Speisestärke in einer Schüssel. Gib diese trockene Mischung nach und nach zu der Butter hinzu. Das Apfelmus ebenfalls hinzugeben und alles zu einem Teig vermengen.
3. Fette ein Waffeleisen ein und heize es auf. Backe nach und nach die Waffeln aus und serviere sie.

Wake-up-Waffeln

Portionen: 8 Stück | Zubereitungszeit: 25 Min

Zutaten

- 1 TL Weinsteinbackpulver
- 200 g Weizenmehl
- 150 ml Espresso
- 2 frische Bio-Eier, Größe M
- 80 g Rohrzucker
- 100 g weiche Butter

Zubereitung

1. Koche in einem ersten Schritt 4 Tassen Espresso. Anschließend abkühlen lassen.
2. Schlage in einer Schüssel die Butter zusammen mit den Eiern und dem Zucker schaumig auf. Den Espresso unterrühren und vermischen.
3. Gib nun das Mehl zum Teig dazu. Das Backpulver unterrühren und alles zu einem Teig verarbeiten.
4. Fette ein Waffeleisen ein und heize es auf. Backe nach und nach die Waffeln aus und serviere sie.

Tipp:

Gerade bei einer Histaminintoleranz solltest Du nur eine Waffel essen. Probiere aus, ob Du Espresso gut verträgst.

Good-Morning-Porridge

Portionen: 2 | Zubereitungszeit: 10 Min

Zutaten

- 150 g zarte Haferflocken
- 2 Äpfel
- 500 ml Hafermilch
- 1 TL Ceylon-Zimt

Zubereitung

1. Schäle zuerst die Äpfel, entferne das Kerngehäuse und schneide sie in Würfel.
2. Erhitze in einem Topf die Hafermilch. Rühre die Haferflocken unter und lasse alles für 2 Minuten ziehen. Rühre immer um, damit nichts anbrennt.
3. Den Topf von der Kochstelle nehmen und die Hälfte der Apfelwürfel unterrühren. Zimt einrühren und das Porridge auf zwei Tellern anrichten. Als Garnitur die restlichen Apfelwürfel darauf verteilen und servieren.

Haferflocken-Beeren-Muffins

Portionen: 12 Stück | Zubereitungszeit: 15 Min

Zutaten

- 125 g Brombeeren
- 5 g Weinsteinbackpulver
- 125 g Weizenmehl
- 160 g Apfelmus (ohne Zitronensäure und Zitronensaft)
- 2 frische Bio-Eier, Größe M
- 50 ml Rapsöl
- 40 ml frische Milch
- 30 g zarte Haferflocken

Zubereitung

1. Gib die Haferflocken in eine Schüssel. Die Milch hinzugeben und alles quellen lassen.
2. In der Zwischenzeit kannst Du die Eier in einer Schüssel 2 Minuten schaumig schlagen. Das Apfelmus unterrühren.
3. Vermische Backpulver und Mehl miteinander und gib diese trockene Mischung zu dem Teig hinzu. Die gequollenen Haferflocken unterrühren.
4. Wasche die Brombeeren und hebe sie vorsichtig unter den Teig.
5. Fette Muffinförmchen ein und fülle den Teig hinein.
6. Gib die Muffins dann für 20 Minuten bei 175 Grad Ober- und Unterhitze in den Backofen. Anschließend herausnehmen und abkühlen lassen.

Johannisbeeren-Chia-Pudding

Portionen: 2 | Zubereitungszeit: 15 Min

Zutaten

- 300 ml ungesüßte Mandelmilch
- 4 EL Chiasamen
- 1 kleine Banane
- 250 g Johannisbeeren
- 50 g Heidelbeeren
- 1 EL gepoppter Amaranth

Zubereitung

1. Verteile die Mandelmilch auf zwei Gläschen oder Schälchen.
2. Rühre dann jeweils 2 EL Chiasamen in jedes Gläschen und rühre anfangs nach 10 Minuten immer wieder um, damit sich keine Klümpchen bilden. Stelle es dann über Nacht zum Quellen in den Kühlschrank.
3. Wasche am nächsten Tag die Beeren. Püriere die Früchte oder gib sie als Ganzes (die Banane in Scheibchen geschnitten) zusammen mit dem gepoppten Amaranth über den Chia-Pudding. Alles servieren und genießen.

Vitaminreicher Obstsalat

Portionen: 2 | Zubereitungszeit: 15 Min

Zutaten

- 150 g Aprikosen
- 200 g Heidelbeeren
- 200 g Brombeeren
- 1 Apfel
- 200 g Kirschen
- 1 TL Honig
- 2 EL Joghurt

Zubereitung

1. Wasche zuerst alles Obst gründlich ab.
2. Halbiere die Aprikosen und Kirschen und entferne die Kerne. Den Apfel ebenfalls halbieren, das Kerngehäuse entfernen und den Apfel sowie die Aprikosen klein schneiden.
3. Gib alles Obst in zwei Schälchen. Honig und Joghurt darüber träufeln, vermengen und servieren.

Hauptgerichte –

gesund und beschwerdefrei durch den Tag

Lecker
&
gesund essen.

Paprika-Lachs-Reis

Portionen: 2 | Zubereitungszeit: 40 Min

Zutaten

- 2 EL Olivenöl
- 70 g Vollkornbasmatireis
- 250 g Seelachsfilet
- Meersalz und weißer Pfeffer
- 1 rote Paprikaschote
- 2 Frühlingszwiebeln
- 1 Möhre
- 1 TL Frischkäse
- 4 Zweige Koriander
- 200 ml Sahne

Zubereitung

1. Den Reis mit der 2,5-fachen Menge an Salzwasser für 30 Minuten köcheln.
2. In der Zwischenzeit die Möhre, die Paprika und die Frühlingszwiebeln waschen. Bei der Paprika den Deckel entfernen, die Trennhäute herauslösen und klein schneiden. Die Frühlingszwiebeln in Ringe schneiden. Die Möhre ebenfalls klein schneiden.
3. Den Lachs kurz waschen und trocken tupfen.
4. In einer großen Pfanne das Olivenöl erhitzen. Gib den Lachs hinzu und brate ihn 5 Minuten lang an. Das Gemüse ebenfalls in die Pfanne geben und für weitere 5 Minuten anbraten.
5. Den Koriander waschen und klein hacken.
6. Rühre die Sahne, den Frischkäse und den Koriander unter. Würze dann noch mit weißem Pfeffer und einer Prise Meersalz. Den Reis hinzugeben und alles auf Tellern anrichten und servieren.

Zucchini-Reis

Portionen: 2 | Zubereitungszeit: 30 Min

Zutaten

- 120 g Langkornreis
- 1 Prise Kardamom
- 120 ml Wasser
- 1 rote Zwiebel
- 2 Zucchini
- 1 EL Kokosöl
- Meersalz und weißer Pfeffer
- 1 Prise Kurkuma
- etwas getrockneter Koriander

Zubereitung

1. Schäle zuerst die Zwiebel und schneide sie in feine Würfel. Die beiden Zucchini waschen, schälen und in Scheiben schneiden.
1. Erhitze das Öl in der Pfanne und dünste darin die Zwiebel und die Zucchinischeiben an. Alle Gewürze sowie den Reis dazugeben und ebenfalls kurz mitdünsten, bis der Reis glasig ist.
2. Gieße das Wasser auf und bringe alles zum Kochen. Anschließend zugedeckt bei kleiner Hitze für etwa 20 Minuten quellen lassen. Eventuell noch etwas Wasser nachschütten.
3. Zum Schluss den Reis von der Kochstelle nehmen, Deckel öffnen und ausdampfen lassen. Mit einer Gabel auflockern und nach Belieben noch etwas Butter hinzugeben.

Mediterrane Kartoffeln

Portionen: 2 | Zubereitungszeit: 15 Min

Zutaten

- 100 g weiche Butter
- 2 Handvoll Schnittlauch, Dill und Petersilie
- Meersalz und weißer Pfeffer
- 4 mittlere Kartoffeln

Zubereitung

1. Zunächst den Backofen auf 200 Grad vorheizen.
2. Die Kartoffeln gründlich waschen, in Alufolie packen und circa 60 Minuten im Ofen garen.
3. In der Zwischenzeit die Butter in eine Schüssel geben. Die Kräuter waschen und fein hacken. Mit Pfeffer und Meersalz zur Butter geben und mit einem Handrührgerät für 2 Minuten schaumig aufschlagen.
4. Die fertig gegarten Ofenkartoffeln in der Mitte aufschneiden und die Kräuterbutter hineinfüllen.

Brokkoli-Lauch-Tortilla

Portionen: 2 | Zubereitungszeit: 15 Min

Zutaten

- 4 sehr frische Bio-Eier, Größe M
- 1 Brokkoli
- 1 Lauch
- 1 rote Zwiebel
- 2 Thymianzweige
- 2 EL Olivenöl
- Meersalz und weißer Pfeffer

Zubereitung

1. Eier mit dem Schneebesen schaumig verrühren und mit Pfeffer und Meersalz würzen.
2. Den Brokkoli und den Lauch waschen und in Röschen beziehungsweise in Ringe schneiden. Die Zwiebel schälen, halbieren und ebenfalls in Scheiben schneiden.
3. Thymianzweige waschen, Blätter abzupfen und fein hacken.
4. Das Olivenöl in einer Pfanne erhitzen und das Gemüse darin 4 Minuten bei starker Hitze anbraten. Pfeffern, salzen und dann den Thymian hinzugeben. Kurz durchrühren.
5. Die verquirlten Eier darüber gießen und 15 Minuten stocken lassen.

Hähnchenbrustfilet – *Bella Italia*

Portionen: 4 | Zubereitungszeit: 25 Min

Zutaten

- 4 frische Hähnchenbrustfilets
- Salz und weißer Pfeffer
- 2 EL Kokosöl
- 2 Knoblauchzehen
- 200 g Mozzarella
- 1 Bund Petersilie
- 1 grüne Paprika
- 1 rote Paprika

Zubereitung

1. Die frischen Hähnchenbrustfilets abspülen und trocken tupfen. Anschließend salzen und pfeffern. Den Backofen auf 200 Grad vorheizen.
1. Das Öl in einer Pfanne mit hohem Rand erhitzen. Nun die Hähnchenbrustfilets 5 bis 8 Minuten anbraten. Dabei einmal wenden. Anschließend aus der Pfanne nehmen und zur Seite stellen.
2. Den Knoblauch schälen, in Scheiben schneiden und auf die Hähnchenbrustfilets legen.
3. Die Petersilie waschen und fein hacken. Den Mozzarella klein schneiden und anschließend mit etwas Salz, weißem Pfeffer und der gehackten Petersilie verrühren.
4. Die Paprika waschen, vierteln, das Kerngehäuse entfernen und in eine ofenfeste Form geben. Die Hähnchenbrustfilets darauflegen, mit der Mozzarella-Mischung bestreichen und im Backofen noch rund 5 Minuten backen.

Gemüse-Hack-Pfanne mit Quinoa

Portionen: 2 | Zubereitungszeit: 25 Min

Zutaten

- 120 g Quinoa
- 200 g frisches Rinderhackfleisch
- 1 rote Paprikaschote
- ½ Gurke
- 2 Möhren
- 2 EL Kokosöl
- Meersalz
- Paprikapulver edelsüß
- 10 g Pfefferminze

Zubereitung

1. Quinoa abspülen und in 350 ml Wasser etwa 10 Minuten kochen, anschließend in einem Sieb abtropfen lassen.
1. In der Zwischenzeit 1 EL Öl in einer beschichteten Pfanne erhitzen. Das Hackfleisch anbraten und anschließend aus der Pfanne nehmen.
2. Die Paprika sowie die Gurke waschen, Paprika vierteln, das Kerngehäuse entfernen und in Streifen schneiden und die Gurke würfeln. Die Möhren schälen und in feine Scheiben schneiden.
3. In die noch warme Pfanne 1 EL Öl geben und Paprika sowie die Möhren für etwa 8 Minuten braten. Quinoa, Hackfleisch und die Gurke unterrühren und mit Salz sowie dem Paprikapulver abschmecken.
4. Die Minze waschen, abtrocknen und fein hacken. In die Quinoa-Pfanne geben und unterrühren.

Tipp:

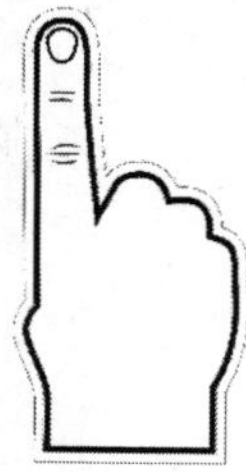

Gurke wird nicht von jedem in gleichem Maße gut vertragen. In der Karenzphase sind Gurken ohnehin tabu. Ab Phase 2 bitte individuell die Verträglichkeit austesten. Beim Rinderhackfleisch auf absolute Frische achten! Die Kühlkette darf beim Einkauf nicht unterbrochen werden.

Mediterrane Ofen-Süßkartoffel

Portionen: 2 | Zubereitungszeit: 20 Min | Backzeit: 50 Min

Zutaten

- 2 mittelgroße Süßkartoffeln
- 100 g Frischkäse
- 1 rote Paprika
- 1 große Zucchini
- 1 Schalotte
- 1 EL Kokosöl
- Meersalz
- Paprikapulver edelsüß

Zubereitung

1. Zunächst die Süßkartoffeln gut waschen, anschließend halbieren und auf ein mit Backpapier ausgelegtes Backblech legen. Den Ofen auf 180 Grad stellen und die Süßkartoffeln für etwa 50 Minuten backen, bis sie weich sind.
1. Die Schalotte schälen, Paprika und Zucchini waschen. Das Kerngehäuse der Paprika entfernen und diese würfeln. Die Schalotte und Zucchini ebenfalls würfeln.
2. Nun in einer Pfanne das Öl erhitzen und die Schalotte darin glasig dünsten. Im Anschluss Paprika und Zucchini hinzugeben und anbraten. Alles mit Meersalz und dem Paprikapulver abschmecken.
3. Wenn die Süßkartoffeln fertig sind, diese aus dem Ofen nehmen, kurz auskühlen lassen und einen Teil des Inneren mit einem Löffel lösen. Diesen mit dem restlichen Gemüse sowie dem Frischkäse gut vermengen und zu guter Letzt wieder in die Süßkartoffel geben.

Grüne Tortilla

Portionen: 2 | Zubereitungszeit: 30 Min

Zutaten

- 200 g Kartoffeln
- 1 Schalotte
- 1 EL Kokosöl
- 100 g Brokkoli
- 100 g Zucchini
- 2 frische Bio-Eier, Größe M
- Meersalz

Zubereitung

1. Die Kartoffeln schälen und fein würfeln. Die Schalotte ebenfalls schälen und in kleine Würfel schneiden. Brokkoli und Zucchini waschen. Den Brokkoli in feine Röschen teilen und die Zucchini würfeln.
2. Das Öl in einer beschichteten Pfanne erhitzen, Schalotte und Kartoffeln hinzugeben und bei mittlerer Hitze zugedeckt dünsten, bis die Kartoffeln weich sind.
3. Nach etwa 5 Minuten Brokkoli und Zucchini hinzugeben und weiter dünsten. Dabei immer wieder umrühren.
4. In der Zwischenzeit die Eier verquirlen und mit Meersalz würzen. Über das Gemüse gießen und circa 5 Minuten stocken lassen. Im Anschluss mithilfe eines Tellers wenden und die andere Seite für weitere 5 Minuten backen. Im Inneren sollte die Tortilla noch weich sein.

Tipp:

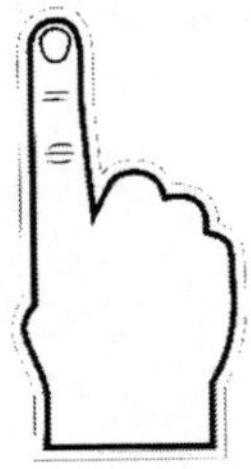

Auch Kürbis oder Spargel sind sehr leckere und gesunde Gemüsesorten, die im Rahmen der Histaminintoleranz gut vertragen werden. Tausche also gern kreativ im Rezept die Gemüsesorten aus.

Gemüsenudeln mit selbstgemachtem Pesto

Portionen: 2 | Zubereitungszeit: 25 Min

Zutaten

- 130 g Feldsalat
- 300 g Zucchini
- 2 EL Olivenöl
- 250 g Möhren
- 100 g frisches gehacktes Basilikum
- 3 EL Kürbiskerne
- 1 Prise Meersalz

Zubereitung

1. Wasche zunächst die Zucchini und schneide diese mithilfe eines Spiralschneiders zu Spaghetti. Die Möhren ebenfalls waschen, schälen und zu Nudeln verarbeiten. Falls Du keinen Spiralschneider zur Hand hast, kannst Du das Gemüse auch einfach klein schneiden.
2. Bringe nun in einem Topf Wasser zum Kochen und gare die Gemüsenudeln für 4 Minuten darin.
3. Wasche in der Zwischenzeit den Feldsalat gründlich ab und gib ihn in einen Multi-Zerkleinerer. Füge nun noch die Kürbiskerne, das Basilikum und das Olivenöl hinzu und püriere alles zu einem Pesto. Bei Bedarf kannst Du noch etwas Wasser hinzugeben. Zum Schluss das Pesto noch mit Meersalz abschmecken.
4. Gieße die Gemüsenudeln anschließend ab und richte alles auf einem Teller an. Verteile das Pesto darüber und genieße Dein frisches und gesundes Gericht.

Käse-Kräuter-Rolle

Portionen: 2 | Zubereitungszeit: 20 Min | Backzeit: 15 Min

Zutaten

- 1 Rolle Blätterteig
- 100 g Frischkäse
- 1 EL frischer Dill
- 1 EL frisches Basilikum
- 3 Scheiben Kochschinken
- 1 frisches Bio-Eigelb, Größe M

Zubereitung

1. Den Teig etwa 10 Minuten vor der Zubereitung aus dem Kühlschrank nehmen und den Backofen auf 170 Grad Ober- und Unterhitze vorheizen.
2. Ein Backblech mit Backpapier auslegen. Den Blätterteig darauf ausrollen.
3. Nun die Kräuter waschen, vorsichtig trocken tupfen und fein hacken. Den Kochschinken klein schneiden.
4. Den Frischkäse mit den Schinkenstückchen und den gehackten Kräutern vermischen.
5. Den Blätterteig dann mit dem Kräuter-Schinken-Frischkäse bestreichen und vorsichtig einrollen. Zu guter Letzt das Eigelb mit etwas Wasser verrühren und auf dem Teig verstreichen. Im heißen Ofen für etwa 15 Minuten backen.

Kräuter-Pfannenbrot

Portionen: 4 | Zubereitungszeit: 30 Min

Zutaten

- 150 g Dinkelmehl
- ½ TL Weinsteinbackpulver
- ½ TL Meersalz
- ½ EL Kokosöl
- 100 ml frische Bio-Milch (1,5 %)
- frische Kräuter wie zum Beispiel Schnittlauch oder Petersilie

Zubereitung

1. Alle Zutaten in einer Schüssel zu einem glatten Teig verrühren, anschließend für 10 Minuten ruhen lassen.
2. Den Teig portionsweise in eine beschichtete Pfanne ohne Fett geben und bei mittlerer Hitze für etwa 2 Minuten pro Seite backen.

Tipp:

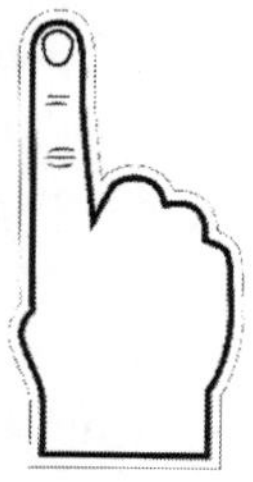

Dieses Pfannenbrot schmeckt sehr gut zu einem frischen grünen Blattsalat.

Puten-Süßkartoffel-Gulasch

Portionen: 3 | Zubereitungszeit: 20 Min

Zutaten

- 750 g Süßkartoffeln
- 1 Zwiebel
- 800 ml Gemüsebrühe (siehe Rezept „Do-it-yourself-Gemüsebrühe" / Suppen)
- 1 Knoblauchzehe
- Rapsöl
- etwas Meersalz
- 3 EL gehackte Petersilie und Schnittlauch
- 1 Paprikaschote
- 550 g frisches Bio-Putenbrustfilet, gewürfelt

Zubereitung

1. Für diese Gulaschvariation zuerst den Knoblauch und die Zwiebel schälen und klein hacken. Die Paprika waschen und würfeln.
2. Erhitze ein wenig Rapsöl in einem Topf und gib das Putenfleisch hinein. Die Zwiebel und den Knoblauch hinzugeben und zusammen mit dem Fleisch anbraten. Nach 2 Minuten noch die Paprika in den Topf geben und auch diese 1 Minute andünsten.
3. Würze nun alles mit dem Meersalz. Gieße dann die Brühe hinzu und lasse das Gulasch 30 Minuten zugedeckt bei geringer Hitzezufuhr köcheln.
4. Schäle die Süßkartoffeln, wasche sie und schneide sie in Würfel. Anschließend zum Gulasch hinzugeben und nochmals 30 Minuten köcheln lassen.
5. Das Gulasch zum Schluss mit den frischen Kräutern verfeinern und servieren.

Tipp:

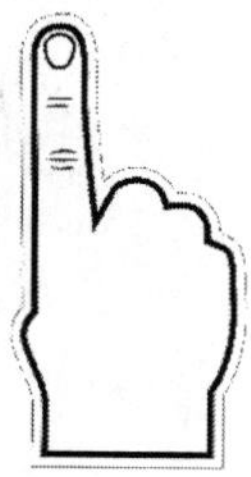

Beim Fleisch bitte in jedem Fall auf absolute Frische und eine ununterbrochene Kühlkette achten!

Quinoa-Zucchini-Schiffchen

Portionen: 4 | Zubereitungszeit: 25 Min

Zutaten

- 100 g geriebener junger Gouda
- 4 große Zucchini
- 2 Möhren
- 2 EL gehackte Petersilie
- 200 g Quinoa
- 2 Frühlingszwiebeln
- 1 EL natives Olivenöl

Zubereitung

1. Die Quinoa in einem Küchensieb unter lauwarmem Wasser gründlich abspülen und abtropfen lassen, denn auf diese Weise können alle Bitterstoffe ordentlich ausgespült werden.
2. Nun 400 ml Wasser zum Kochen bringen und darin die Quinoa aufkochen. Bei niedriger Hitzezufuhr 15 Minuten quellen lassen, bis das ganze Wasser aufgesaugt wurde. Lasse die Quinoa dann abkühlen und lockere alles immer wieder mit einer Gabel leicht auf.
3. Nun die Zucchini waschen und die Enden entfernen. Anschließend halbieren und das Fruchtfleisch herauslösen. Lege die ausgehöhlten Zucchini in kochendes Wasser und blanchiere sie ungefähr 5 Minuten lang.
4. Wasche dann die Frühlingszwiebeln und schäle die Möhren. Schneide beides sehr klein. Erhitze in einer Pfanne das Olivenöl und dünste darin das Gemüse und auch das Innere der Zucchini an. Gib nun die Quinoa sowie die Petersilie hinzu und vermenge alles gründlich miteinander.
5. Fülle die Gemüse-Quinoa-Mischung zuletzt in die ausgehöhlten Zucchinischiffchen und streue den geriebenen jungen Gouda darüber. Alles für 25 Minuten bei 180 Grad im Ofen backen. Anschließend aus dem Ofen nehmen und servieren.

Frische Kräuterwaffeln

Portionen: 4-5 Stück | Zubereitungszeit: 25 Min

Zutaten

- 240 g Dinkelmehl
- 1 Bund frische Kräuter (Rosmarin, Petersilie, Basilikum)
- 1 Zwiebel
- 210 ml fettarme Frischmilch
- 1 TL Backpulver
- 70 g Butter
- 1 Bio-Ei oder ersatzweise 4 Wachteleier
- 1 TL Salz

Zubereitung

1. Beginne zunächst damit, die Zwiebel zu schälen und in kleine Stückchen zu hacken. Danach werden die Kräuter gewaschen und klein geschnitten.
2. Anschließend die restlichen Rezeptzutaten zu einer glatten Teigmasse vermischen und die Zwiebel sowie die frischen Kräuter unterheben.
3. Die Waffeln in einem Waffeleisen goldbraun ausbacken.

Tipp:

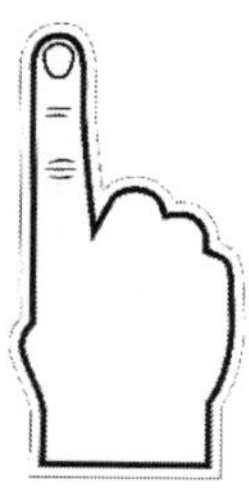

Bitte nur sehr frische Eier verwenden. Wenn Du weißt, dass Du keine Eier verträgst, kannst Du 1 Ei durch 4 Wachteleier ersetzen.

Kürbisspalten à la Provence

Portionen: 4 | Zubereitungszeit: 15 Min

Zutaten

- 2 TL getrocknete Kräuter (Thymian, Rosmarin, Oregano)
- 1 TL frisch gehacktes Basilikum
- 1 TL frisch gehackte Petersilie
- 800 g Hokkaido-Kürbis
- 1 TL Paprikapulver edelsüß
- 1 TL Meersalz
- 3 EL natives Olivenöl

Zubereitung

1. Den Hokkaido-Kürbis waschen. Anschließend in der Mitte halbieren, die Kerne entfernen und vierteln. Den Kürbis dann nochmals in Spalten zerteilen.
2. Vermische dann das Olivenöl mit den frischen sowie den getrockneten Kräutern und schwenke die Kürbisspalten darin.
3. Alles auf einem Backblech verteilen und für 25 Minuten bei 250 Grad knusprig backen.

Kartoffel-Möhren-Puffer

Portionen: 10 Stück | Zubereitungszeit: 20 Min

Zutaten

- 200 g festkochende Kartoffeln
- 3 EL Rapsöl
- 150 g Möhren
- 4 EL Dinkelmehl
- 1 Prise Muskatnusspulver
- 1 Eigelb
- Meersalz
- 2 EL gehackte gemischte Kräuter

Zubereitung

1. Für die Puffer die Kartoffeln und die Möhren schälen und raspeln.
2. Vermenge dann in einer Rührschüssel die Kartoffelraspeln mit dem Eigelb, dem Dinkelmehl, den Möhrenraspeln, den gehackten Kräutern sowie einer Prise Meersalz. Nun noch eine Prise Muskatnuss hinzugeben.
3. Forme anschließend daraus 10 Kugeln und drücke diese zu einem Taler platt.
4. Gib nun das Rapsöl in eine Pfanne und backe darin die Rösti für 10 bis 15 Minuten aus. Wende die Puffer zwischendurch immer einmal.
5. Anschließend die Rösti anrichten und servieren.

Gemüse-Hähnchen-Nuggets

Portionen: 25 Stück | Zubereitungszeit: 30 Min

Zutaten

- 30 ml Olivenöl
- 100 g Möhren
- 1 kleine Knoblauchzehe
- 150 g Knollensellerie
- 250 g frisches Hähnchenbrustfilet
- 2 frische Bio-Eier, Größe M
- 80 g feine Haferflocken

Zubereitung

1. Schneide als Erstes das Fleisch in Stücke. Anschließend in eine Schüssel geben.
2. Wasche nun die Möhren und den Sellerie. Anschließend beides schälen und raspeln. Gib das Gemüse dann zum Fleisch hinzu.
3. Die Eier mit den Haferflocken und dem Olivenöl noch zum Fleisch dazugeben und alles miteinander vermengen.
4. Nun den Knoblauch schälen und pressen. Gib diesen zu der Mischung hinzu und verknete alles zu einer geschmeidigen Masse.
5. Forme aus dieser Masse nun 25 Nuggets. Nimm hierfür mit feuchten Händen jeweils etwas Teig, drücke die Hände zusammen und forme daraus die Nuggets.
6. Die Nuggets dann auf ein mit Backpapier ausgelegtes Backblech legen und für 20 Minuten bei 175 Grad goldbraun backen.
7. Zum Schluss herausnehmen und genießen.

Brokkoli-Balls mit Quark-Dip

Portionen: 4 | Zubereitungszeit: 40 Min

Zutaten

- 1 Knoblauchzehe
- 500 g Brokkoli
- 100 g Vollkornbrösel
- 250 g Magerquark
- 1 EL Olivenöl
- 1 TL Leinöl
- 1 TL Majoran
- 2 Bio-Eier, Größe M
- Meersalz und weißer Pfeffer
- 2 Stängel Petersilie
- 2 kleine Lauchzwiebeln

Zubereitung

1. Zuerst einmal den Brokkoli waschen, in Röschen zerteilen und diese dann fein hacken. Anschließend in einen Topf mit Wasser geben und 2 bis 3 Minuten blanchieren.
2. Verrühre für den Dip in einer Schüssel das Leinöl mit dem Quark und würze alles mit weißem Pfeffer und Salz gut ab. Wasche und hacke die Lauchzwiebeln klein. Die Knoblauchzehe schälen und pressen. Die beiden Petersilienstiele waschen und fein hacken.
3. Den fertigen Brokkoli nun zerdrücken und in eine Schüssel geben. Nach und nach den Knoblauch, die Petersilie, die Lauchzwiebeln, die Eier, den Majoran, das Olivenöl und die Brösel hinzugeben und gut verrühren.
4. Forme dann aus dem Teig kleine Bällchen und lege sie auf ein mit Backpapier ausgelegtes Backblech. Backe alles bei 200 Grad für 20 Minuten.
5. Anschließend herausnehmen und mit dem Dip genießen.

Zoodles mit gerösteten Kürbiskernen und grünem Pesto

Portionen: 2 | Zubereitungszeit: 15 Min

Zutaten

- 100 g frisches Basilikum
- 1 EL griechisches Olivenöl
- 1 zermahlene Knoblauchzehe
- 1 Prise Meersalz
- weißer Pfeffer
- 30 ml Wasser
- 45 g Kürbiskerne

Für die Zucchini-Pasta:

- 300 g Zucchini
- 2 EL Kokosöl

Zubereitung

1. Verarbeite zunächst mit einem Spiralschneider die Zucchini zu spiralförmigen Nudeln.
2. Röste dann 3 bis 4 Minuten die Kürbiskerne im Olivenöl an.
3. Gib dann alle Zutaten für das Pesto in einen Mixer und püriere alles kräftig durch.
4. Erhitze nun das Kokosöl und gib die Zucchini-Nudeln hinein.
5. Brate sie rund 5 Minuten lang an.
6. Vermenge nun die Zucchini-Nudeln mit dem Basilikumpesto.

Wedges mit Frischkäse-Basilikum-Dip

Portionen: 2 | Zubereitungszeit: 35 Min

Zutaten

- 3 EL Naturjoghurt
- 1 kg Süßkartoffeln
- 3 EL Olivenöl
- 1 EL Thymianblätter
- 2 TL Kreuzkümmelsamen
- 2 TL Paprikapulver edelsüß
- etwas Meersalz

Für den Dip:

- 2 EL Frischkäse
- ½ Bund frisches Basilikum
- 2 Karotten
- 1 Prise Meersalz
- 1 Prise weißer Pfeffer
- 1 Schalotte

Zubereitung

1. Schäle die Süßkartoffeln und schneide sie in Spalten. Beträufle sie nun mit dem Olivenöl. Vermische dann den Kreuzkümmel mit dem Meersalz, dem Paprikapulver, dem Naturjoghurt und dem Thymian. Wende in dieser Mischung die Kartoffelspalten.
2. Gib sie dann auf ein mit Backpapier ausgelegtes Blech und backe sie im Ofen 20 Minuten bei 220 Grad.
3. Für den Dip die Karotten und die Schalotte schälen. Die Schalotte würfeln und die Karotten raspeln.
4. Das Basilikum waschen und klein hacken.
5. Die Schalotten und Karotten in einer Schüssel miteinander vermengen. Gib dann nacheinander den Frischkäse und das Basilikum hinzu. Alles mit Pfeffer und Salz würzen und servieren.

One Pot – mediterran

Portionen: 2 | Zubereitungszeit: 25 Min

Zutaten

- 2 Stangen Staudensellerie
- 2 EL Olivenöl
- 1 rote Zwiebel
- 1 Möhre
- 2 Knoblauchzehen
- 6 Thymianzweige
- 1 EL Frischkäse
- 300 g Grünkohl
- etwas Salz und weißer Pfeffer

Zubereitung

1. Beginne damit, die Grünkohlblätter von den dicken Stielen zu befreien und in 1 cm breite Streifen zu schneiden. Die Möhre schälen, den Sellerie waschen und beides ebenfalls klein schneiden.
2. Den Knoblauch und die Zwiebel schälen und fein würfeln. Dann den Thymian waschen.
3. In einem Suppentopf das Olivenöl erhitzen und darin die rote Zwiebel, den Knoblauch, den Sellerie und die Möhre unter stetigem Rühren dünsten. Den Frischkäse hinzugeben, 1 Minute mitköcheln und dann mit 500 ml Wasser ablöschen.
4. Thymian und Grünkohlblätter hinzugeben und mit dem weißen Pfeffer und Salz würzen. Alles zugedeckt bei schwacher Hitze 35 Minuten garen.
5. Die Thymianzweige anschließend herausholen.
6. Nun eine Schöpfkelle des Eintopfs herausnehmen, mit dem Pürierstab kräftig durchpürieren und wieder in den Eintopf rühren. Dadurch kannst Du den Eintopf etwas andicken. Anschließend auf Tellern anrichten und servieren.

Ofen-Lachsfilet mit Spargel und Zucchini

Portionen: 4 | Zubereitungszeit: 20 Min

Zutaten

- 250 g grüner Spargel
- 2 Zucchini
- 1 EL gehackter Dill (TK oder frisch)
- 2 EL Olivenöl
- 1 TL flüssiger Bio-Waldhonig
- 4 frische Bio-Lachsfilets (ohne Haut)
- Meersalz, weißer Pfeffer

Zubereitung

1. Heize als Erstes den Backofen auf 180 Grad Ober- und Unterhitze vor.
2. Wasche dann die Zucchini und schneide sie in Scheiben.
3. Verrühre in einer Rührschüssel das Olivenöl mit dem Dill und dem Honig. Würze die Marinade mit Pfeffer und Salz.
4. Lege die Lachsfilets und die Zucchini auf ein mit Backpapier ausgelegtes Backblech.
5. Schäle und putze nun den Spargel und schneide die holzigen Enden ab. Gib den Spargel in einen Topf mit kochendem Salzwasser und blanchiere ihn 3 bis 5 Minuten. Dann herausholen.
6. Gib nun den Spargel zum Lachs sowie zu den Zucchini auf das Backblech und träufle die Marinade über das Gemüse und den Fisch.
7. Backe das Lachs-Gemüse-Blech im Ofen für 25 Minuten. Anschließend herausnehmen und sofort servieren.

Gesunder Power-Eintopf

Portionen: 4 | Zubereitungszeit: 25 Min

Zutaten

- ½ TL getrockneter Majoran
- 1 Zwiebel (weiß)
- Meersalz, weißer Pfeffer
- 1 Knoblauchzehe
- 1 Möhre
- 1 Pastinake
- 150 g magerer Kochschinken, gewürfelt
- 500 g festkochende Kartoffeln
- 2 EL Rapsöl
- 2 Stangen Staudensellerie
- 500 g Blumenkohl
- 1 EL gehackte Petersilie
- 1 l Wasser

Zubereitung

1. Als Erstes damit beginnen, die Knoblauchzehe und die Zwiebel zu schälen und in Würfel zu schneiden. Die Pastinake, die Möhre und die Kartoffeln ebenfalls schälen und in Würfel schneiden. Wasche nun auch den Staudensellerie und schneide ihn klein. Den Blumenkohl waschen und in Röschen teilen.
2. Erhitze das Öl in einem Topf und dünste darin den Knoblauch und die Zwiebel an. Gib nach und nach den Blumenkohl, die Pastinake, den Sellerie und die Möhre hinzu und lasse alles anschwitzen. Lösche nun alles mit 1 Liter Wasser ab. Die Kartoffelwürfel und den gewürfelten Kochschinken hinzugeben und alles für 20 Minuten bei mittlerer Hitzezufuhr köcheln lassen.
3. Würze nun mit Majoran, weißem Pfeffer und Salz nach Deinem Geschmack.

4. Richte den Eintopf auf Tellern an und streue noch 1 EL gehackte Petersilie darüber.

Tipp:

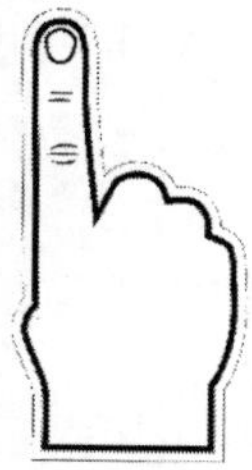

Dieser histaminarme Eintopf liefert viele gesunde Nähr- und Vitalstoffe und hält angenehm lange satt.

Nudelhackpfanne – „Asia Style"

Portionen: 2 | Zubereitungszeit: 20 Min

Zutaten

- 150 g Dinkelvollkorn-Penne
- 300 g Pak Choi
- 350 g frisches Bio-Rinderhackfleisch
- 1 EL Olivenöl
- 1 Prise Meersalz, weißer Pfeffer
- 1 Handvoll gehackter Thymian
- 2 EL frische Petersilie, fein gehackt
- 1 TL Paprikapulver edelsüß
- 3 EL Frischkäse

Zubereitung

1. Gare zunächst die Dinkelvollkorn-Nudeln in kochendem Salzwasser. Anschließend abgießen und abtropfen lassen.
2. Wasche nun den Pak Choi, schneide das untere Stück ab und reiße die Blätter, mitsamt dem Stiel, auseinander. Wasche die Blätter gut ab und schneide sie klein.
3. Erhitze nun das Olivenöl in einer Pfanne und brate darin das Rinderhackfleisch krümelig an.
4. Gib anschließend den klein geschnittenen Pak Choi hinzu und würze mit Salz, weißem Pfeffer, Thymian, dem Paprikapulver und der fein gehackten Petersilie. Füge nun noch 4 EL Wasser hinzu und dünste alles einige Minuten weiter, bis der Pak Choi ein wenig in sich zusammengefallen ist.
5. Vermische nun die abgetropften Nudeln mit der Pak-Choi-Hackpfanne und rühre den Frischkäse unter. Auf Tellern anrichten und genießen.

Tipp:

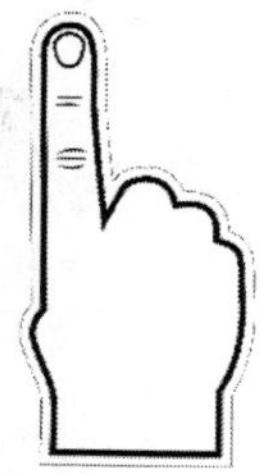

Verwende bitte nur sehr frisches Hackfleisch, im Idealfall vom Metzger, und kein vakuumverpacktes Fleisch! Bitte achte des Weiteren auf die ununterbrochene Kühlkette vom Metzger bis nach Hause.

Histaminarme Gemüselasagne

Portionen: 4 | Zubereitungszeit: 35-40 Min

Zutaten

- 600 g Hokkaido-Kürbis
- 4 mittelgroße Zucchini
- 1 Knoblauchzehe
- 1 Zwiebel
- 4 EL natives Olivenöl
- 50 g Dinkelmehl
- 500 ml Haferdrink
- 30 g Butter + etwas Margarine für die Form
- 250 g Dinkelmehl-Lasagneplatten
- Meersalz, weißer Pfeffer
- frische Kräuter: Thymian, Oregano, Basilikum (fein gehackt)

Zubereitung

1. Heize den Backofen auf 200 Grad vor. Schäle nun den Kürbis und die Zucchini und schneide beides ganz fein. Auch die Zwiebel und die Knoblauchzehe schälen, fein hacken und zum Gemüse hinzugeben.
2. Erhitze nun in einer beschichteten Pfanne das Olivenöl und brate darin circa 5 Minuten das Gemüse unter stetigem Wenden an. Würze dann mit den frischen Kräutern, mit Salz und dem weißen Pfeffer. Gib noch 100 ml Wasser in die Pfanne und lasse alles 10 Minuten lang weiterköcheln.
3. Schwitze nun in einem Topf das Dinkelmehl mit der Butter an. Füge unter stetigem Rühren den Haferdrink hinzu und lasse alles aufkochen. Auch die Sauce nun mit Pfeffer und Meersalz würzen und alles unter stetigem
4. Umrühren 5 Minuten lang weiterköcheln.
5. Fette eine Auflaufform mit etwas Margarine ein und beginne, abwechselnd die Lasagneplatten, das Gemüse sowie die Sauce hinein zu schichten. Gib zum Schluss eine Alufolie über die

Form und backe die Kürbis-Zucchini-Lasagne 25 Minuten lang bei 200 Grad Ober- und Unterhitze im Ofen. Zum Schluss noch 5 Minuten lang ohne Alufolie fertigbacken.

Leichtes Frühlingsrisotto

Portionen: 4 | Zubereitungszeit: 25 Min

Zutaten

- 500 ml Gemüsebrühe (siehe Rezept „Do-it-yourself-Gemüsebrühe“ / Suppen)
- 300 g Risotto-Reis
- 4 EL Olivenöl
- 250 g Spargel, weiß
- 250 g Spargel, grün
- weißer Pfeffer, Meersalz

Zubereitung

1. Erhitze 2 EL Olivenöl in einem Topf und dünste darin den Reis kurz glasig an. Gieße anschließend nach und nach die Gemüsebrühe hinzu. Der Risotto-Reis muss die Flüssigkeit immer komplett aufgesaugt haben, bevor Du wieder neue hinzugibst. Rühre zwischendurch immer wieder um und lasse den Reis weiterköcheln, bis er die ganze Gemüsebrühe aufgenommen und eine cremige Konsistenz hat.
2. Schäle nun die grünen wie auch die weißen Spargelstangen und schneide die holzigen Enden ab. Dann den Spargel klein schneiden.
3. Erhitze in einer beschichteten Pfanne das restliche Olivenöl und brate darin die Spargelstücke einige Minuten lang an. Nun noch mit weißem Pfeffer und Meersalz würzen.
4. Gib zum Schluss den Spargel zum Risotto-Reis hinzu und rühre vorsichtig um. Auf Tellern anrichten und warm genießen.

Rindersteak auf Romanesco-Reis-Bett

Portionen: 2 | Zubereitungszeit: 25 Min

Zutaten

- 225 g frisches Bio-Rindersteak, mager
- 400 g Romanesco, zerteilt in Röschen
- 3 Frühlingszwiebeln, in Röllchen geschnitten
- 1 Stück Ingwer, 0,5 cm, fein gerieben
- 250 g Vollkornreis
- weißer Pfeffer, Meersalz
- 1 EL Rapsöl

Zubereitung

1. Vermische zunächst den Vollkornreis mit dem fein geriebenen Ingwer und gare ihn dann anschließend nach Packungsanleitung.
1. Nun in einem Topf Salzwasser zum Kochen bringen und die Romanescoröschen darin 4 bis 5 Minuten blanchieren. Anschließend abgießen und gut abtropfen lassen.
2. Wasche dann das Fleisch, tupfe es mit einem Küchenpapier trocken und brate es im Rapsöl von jeder Seite 8 Minuten lang an. Mit Pfeffer und Salz würzen und weitere 3 Minuten von jeder Seite anbraten. Anschließend aus der Pfanne nehmen und warm halten.
3. Gib die Frühlingszwiebelröllchen in die heiße Pfanne und brate sie im Bratensatz an.
4. Nun den Vollkornreis abgießen und zusammen mit den Romanescoröschen 2 bis 3 Minuten zu den Frühlingszwiebelröllchen in die Pfanne geben. Richte zum Schluss alles auf zwei Tellern an und gib das Steak darüber.

Westfälischer Kartoffeltopf

Portionen: 2 | Zubereitungszeit: 30 Min

Zutaten

- 400 g Kohlrabi
- 350 g Kartoffeln, festkochend
- 100 ml Bio-Frischmilch (1,5 %)
- 50 ml Sahne
- 1 TL Butter
- 1 ½ TL Speisestärke
- 100 ml Gemüsebrühe (siehe Rezept „Do-it-yourself-Gemüsebrühe“ / Suppen)
- frisch geriebene Muskatnuss
- Meersalz, weißer Pfeffer
- frisch gehackte Petersilie

Zubereitung

1. Schäle zunächst die Kartoffeln, schneide sie in Würfel und gare diese dann in der Gemüsebrühe.
2. Gib anschließend die Frischmilch und die Sahne hinzu und koche alles einmal auf. Nun die Speisestärke mit etwas Wasser anrühren und ebenfalls zu den Kartoffeln in den Topf geben. Mit Muskatnuss, Meersalz und Pfeffer abschmecken.
3. Schäle dann den Kohlrabi und schneide ihn in Stücke. Erhitze die Butter in einer Pfanne und dünste darin die Kohlrabistücke. Füge nun noch 2 EL Wasser hinzu und gare alles zugedeckt noch ungefähr 2 bis 3 Minuten.
4. Gib die Kohlrabistücke zu den Kartoffeln in den Topf und bestreue alles noch mit frisch gehackter Petersilie.

Putenrouladen mit Macadamia-Kräuter-Creme

Portionen: 4 | Zubereitungszeit: 35 Min

Zutaten

- 45 g Macadamianüsse
- 1 Bund frisches Basilikum
- 4 frische Putenbrustfilets
- 4 EL Olivenöl
- Meersalz, weißer Pfeffer
- 15 g Kürbiskerne

Zubereitung

1. Röste zunächst die Macadamianüsse sowie die Kürbiskerne ganz fettfrei in einer Pfanne an. Nun das Basilikum waschen und ganz klein schneiden.
2. Gib dann das fein gehackte Basilikum zusammen mit dem Olivenöl sowie der Nuss-Kerne-Mischung in einen hohen Rührbecher und püriere mit dem Stabmixer alles ganz fein. Heize jetzt noch den Ofen auf 180 Grad Ober- und Unterhitze vor.
3. Wasche die Putenbrustfilets unter fließendem Wasser und tupfe sie mit einem Küchenpapier trocken. Schneide sie der Länge nach ein und klappe sie auf. Würze nun mit weißem Pfeffer und Meersalz und bestreiche das Fleisch im Inneren mit der Basilikum-Nuss-Kerne-Creme.
4. Rolle die Putenbrustfilets ein und fixiere die Rouladen mit Fleischnadeln.
5. Gib die Rouladen in eine Auflaufform und backe sie im vorgeheizten

Backofen ungefähr 20 bis 25 Minuten lang. Serviere diese Putenrouladen gern mit Vollkornreis, Naturkartoffeln oder Süßkartoffeln.

Kräuter-Schweinemedaillons mit Ofenkartoffeln

Portionen: 2 | Zubereitungszeit: 30 Min

Zutaten

- 400 g festkochende Kartoffeln
- 2 sehr frische Schweinemedaillons
- 200 g Magerquark
- 3 EL Rapsöl
- weißer Pfeffer, Salz
- frische fein gehackte Kräuter: Petersilie, Basilikum, Oregano,
- 4 frische Dillzweige

Zubereitung

1. Zunächst den Ofen auf 200 Grad vorheizen und ein Ofenblech mit Backpapier auslegen.
2. Die Kartoffeln gründlich abwaschen, trocknen und auf dem Backblech ausbreiten. Vermische nun 2 EL des Rapsöls mit den frischen fein gehackten Kräutern und gib dieses Gemisch über die Kartoffeln. Danach 25 Minuten bei 200 Grad Ober- und Unterhitze im Ofen garen.
3. Nun den Dill waschen, trocken schütteln und ganz fein hacken. Mit dem Magerquark vermischen.
4. Spüle dann die frischen Schweinemedaillons ab und tupfe sie trocken. Beidseitig pfeffern und salzen.
5. Gib das restliche Rapsöl in eine Pfanne und brate darin die Medaillons von beiden Seiten kurz scharf an. Reduziere dann die Temperatur und brate die Medaillons nochmal 3 Minuten weiter.
6. Hole nun die Kartoffeln aus dem Ofen und richte diese zusammen mit den Schweinemedaillons und dem Dillquark an.

Goldenes Seelachsfilet mit weißem Spargel

Portionen: 2 | Zubereitungszeit: 30 Min

Zutaten

- 500 g frischer Seelachs
- Salz und weißer Pfeffer
- 2 Zwiebeln
- 1 Apfel
- 30 g Butter
- 1 TL Kurkuma
- 75 ml Wasser
- 2 EL frische Bio-Milch (1,5 %)
- 1 TL Speisestärke
- 250 g weißer Spargel

Zubereitung

1. Den Seelachs abspülen und trocken tupfen. Danach auf einen Teller legen, salzen und pfeffern. Anschließend den Fisch in große Würfel schneiden und abgedeckt ziehen lassen.
2. Für die Sauce die Zwiebeln schälen und in Scheiben schneiden. Den Apfel schälen, das Kerngehäuse entfernen und ebenfalls in Scheiben schneiden.
3. Die Butter in einem Topf erhitzen, die Zwiebeln hineingeben und goldgelb braten. Die Apfelscheiben dazugeben und für etwa 3 Minuten mitdünsten. Anschließend Kurkuma sowie Wasser hinzugeben und aufkochen lassen.
4. Die Milch und die Speisestärke miteinander verrühren und die Sauce damit binden. Abschließend den Fisch in die Sauce geben und für 15 Minuten bei gar werden lassen.
5. Spargel schälen, die holzigen Enden abschneiden. Die Spargelstangen 3 bis 5 Minuten in kochendem Salzwasser blanchieren und anschließend mit dem Seelachsfilet anrichten.

Kräuter-Hirse-Auflauf

Portionen: 2 | Zubereitungszeit: 30 Min

Zutaten

- 200 g Hirse
- 2 TL Butter
- 80 g junger Gouda am Stück
- 3 frische Bio-Eier, Größe M
- 1 EL frischer Schnittlauch
- 1 EL frische Petersilie
- Salz und weißer Pfeffer

Zubereitung

1. Die Hirse mit der doppelten Menge Wasser einkochen, bis das gesamte Wasser aufgenommen wurde. Danach vom Herd nehmen und quellen lassen.
2. In der Zwischenzeit eine Auflaufform mit der Butter einfetten. Den Käse reiben, den Schnittlauch und die Petersilie waschen und fein hacken. Den Backofen auf 180 Grad vorheizen.
3. Eier trennen. Das Eiweiß zu Eischnee schlagen und zur Seite stellen. Das Eigelb mit dem geriebenen Käse, der Hirse sowie den Kräutern vermischen, mit Salz und Pfeffer würzen.
4. Anschließend den Eischnee unter die Masse heben. In die eingefettete Auflaufform füllen und im vorgeheizten Ofen etwa 40 Minuten backen. Sobald der Auflauf eine goldgelbe Farbe angenommen hat, ist er fertig.

Tipp:

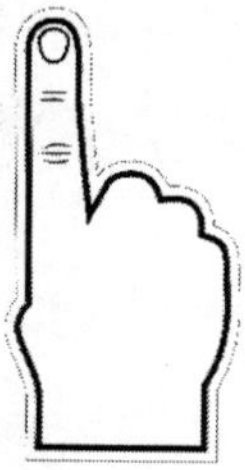

Bitte achte stets darauf, nur jungen Käse zu verwenden! Gereifter Käse ist histaminreich und führt zu Beschwerden!

Frisches Rotbarschfilet auf Gemüsebett

Portionen: 2 | Zubereitungszeit: 30 Min

Zutaten

- 2 frische Rotbarschfilets
- 150 g Kartoffeln
- 150 g Brokkoli
- 1 Zucchini
- 1 EL Kokosöl
- Salz und weißer Pfeffer
- ein paar Blätter Basilikum
- ein paar Zweige Rosmarin

Zubereitung

1. Die Kartoffeln schälen und die Zucchini sowie den Brokkoli putzen. Kartoffeln und Zucchini in feine Würfel und den Brokkoli in kleine Röschen schneiden. Basilikum und Rosmarin waschen, trocken tupfen und fein hacken. Etwas Basilikum zur Seite stellen.
2. In einer beschichteten Pfanne das Öl erhitzen und die Kartoffelwürfel etwa 5 Minuten bei mittlerer Hitze und geschlossenem Deckel anbraten. Anschließend Zucchini und Brokkoli hinzugeben und weitere 5 Minuten garen.
3. Nun den Ofen auf 190 Grad vorheizen. Die Fischfilets abwaschen, trocken tupfen und in eine ofenfeste Form legen. Mit Salz und Pfeffer würzen.
4. Basilikum und Rosmarin sowie Salz und Pfeffer zu dem Gemüse geben. Dieses in eine weitere ofenfeste Form geben und gleichzeitig mit dem Fisch für etwa 15 Minuten im Ofen garen.

5. Zum Servieren auf zwei Teller jeweils einen Fisch legen und das Gemüse darauf verteilen. Mit dem zur Seite gestellten Basilikum garnieren.

Gefüllte bunte Paprika

Portionen: 4 | Zubereitungszeit: 20 Min

Zutaten

- 1 Möhre
- 1 Kohlrabi
- 8 Radieschen
- 1 Salatgurke
- 400 g Speisequark (Magerstufe)
- 2 EL Kokosöl
- Salz und weißer Pfeffer
- 1 grüne Paprikaschote
- 1 rote Paprikaschote
- 1 gelbe Paprikaschote
- 1 orange Paprikaschote
- 1 Bund Schnittlauch
- ½ Bund Petersilie

Zubereitung

1. Die Möhre und den Kohlrabi schälen, Radieschen putzen und gut abwaschen. Die Gurke waschen. Nun das gesamte Gemüse raspeln beziehungsweise möglichst klein schneiden.
2. Schnittlauch waschen und in feine Röllchen schneiden, Petersilie ebenfalls waschen und fein hacken. Den Speisequark mit dem Kokosöl verrühren und das Gemüse sowie die Kräuter dazugeben. Alles gut mit Salz und Pfeffer abschmecken.
3. Die Paprikaschoten waschen, den „oberen Deckel" abschneiden und das Gehäuse entfernen. Nun die Gemüse-Quark-Mischung in die Paprikaschoten füllen und servieren.

Vegetarisch –

natürlich genießen, ganz ohne Fleisch!

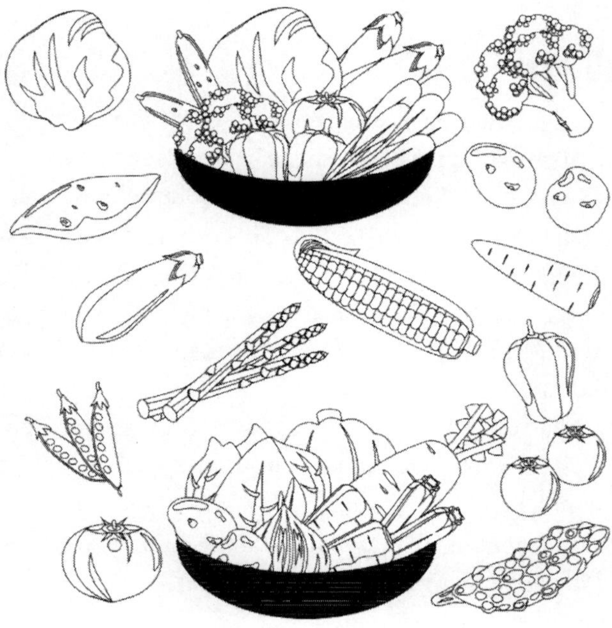

Veggie!

Kürbis-Gemüse-Auflauf

Portionen: 4 | Zubereitungszeit: 30 Min

Zutaten

- 1 kg Hokkaido-Kürbis
- 500 g Brokkoli
- 500 g Zucchini
- 400 ml frische Sahne
- 150 g Frischkäse
- Meersalz und weißer Pfeffer

Zubereitung

1. Brokkoli und Kürbis waschen. Die Brokkoliröschen entfernen, den Kürbis in circa 1 cm dicke Würfel schneiden. Die Zucchini waschen, schälen und in circa 1 cm dicke Scheiben schneiden.
2. Nun den Backofen auf 250 Grad vorheizen. In einem Topf mit kochendem Wasser den Brokkoli sowie den Kürbis für etwa 5 Minuten garen. Die Zucchinischeiben hinzugeben und eine weitere Minute garen. Das Gemüse anschließend durch ein Sieb schütten und abtropfen lassen.
3. Dann das Gemüse in eine ofenfeste Form geben. Den Frischkäse mit der Sahne verrühren und mit Meersalz und Pfeffer abschmecken.
4. Zu guter Letzt das Sahne-Käse-Gemisch über das Gemüse geben und für etwa 15 Minuten im Ofen garen.

Herbstliches Gemüsegratin

Portionen: 2 | Zubereitungszeit: 15 Min

Zutaten

- ½ Bund Petersilie, frisch gehackt
- 3 festkochende Kartoffeln
- Meersalz und weißer Pfeffer
- 1 kleiner Brokkoli
- ½ Becher Sahne
- 1 sehr frisches Bio-Eigelb, Größe M
- 500 ml Gemüsebrühe (siehe Rezept „Do-it-yourself-Gemüsebrühe“ / Suppen)
- 1 EL Butter

Zubereitung

1. Im ersten Schritt die Kartoffeln garkochen und anschließend schälen. Den Brokkoli waschen und in Röschen schneiden.
2. Die Gemüsebrühe in einen Topf geben und zum Kochen bringen. Gib den Brokkoli hinzu und lasse alles für ungefähr 15 Minuten köcheln.
3. In der Zwischenzeit eine Auflaufform einfetten.
4. Halbiere die Kartoffeln und lege sie zusammen mit den Brokkoli-Röschen in die Auflaufform. Gieße jetzt etwa ½ Tasse Brühe darüber. Die Sahne mit dem Ei kurz verrühren und zum Auflauf hinzugeben. Mit Pfeffer und Meersalz würzen und für 12 Minuten bei 200 Grad im Ofen backen.
5. Den Auflauf herausnehmen, mit der frisch gehackten Petersilie bestreuen und genießen.

Hirse-Rosenkohl-Pfanne

Portionen: 2 | Zubereitungszeit: 40 Min

Zutaten

- 2 EL Rapsöl
- Meersalz und weißer Pfeffer
- 500 g Rosenkohl
- 1 Zwiebel
- 80 g Hirse
- 160 g Kartoffeln
- 300 ml Gemüsebrühe (siehe Rezept „Do-it-yourself-Gemüsebrühe“ / Suppen)

Zubereitung

1. Wasche zuerst den Rosenkohl und schneide den Strunk kreuzförmig ein. Koche den Kohl für 15 Minuten in etwas Salzwasser.
2. In der Zwischenzeit in einem separaten Topf die Gemüsebrühe und die Hirse aufkochen lassen. Nach Packungsanleitung quellen lassen.
3. Schäle die Kartoffeln und schneide sie in Würfel. Koche die Kartoffeln für 10 Minuten in Salzwasser gar.
4. Die Zwiebel ebenfalls schälen und klein schneiden.
5. Den Rosenkohl nun abgießen und die Röschen halbieren.
6. Erhitze in einer Pfanne das Rapsöl und brate den Rosenkohl an. Die Kartoffeln abgießen und zur Pfanne hinzugeben. Rühre noch die Hirse und die Zwiebel unter. Brate alles zusammen an und würze nach Deinem Geschmack mit Pfeffer und Meersalz.

Kartoffelküchlein

Portionen: 2 | Zubereitungszeit: 45 Min

Zutaten

- 1 Salatgurke
- 350 g Kartoffeln
- 2 EL Olivenöl
- 1 Frühlingszwiebel
- 2 Knoblauchzehen
- 70 g Dinkelmehl
- 100 g Magerquark
- 100 g Frischkäse
- Meersalz und weißer Pfeffer
- ½ Bund Basilikum

Zubereitung

1. Schäle zuerst die Kartoffeln und schneide sie in Stücke. In kochendem Salzwasser für 15 Minuten gar werden lassen.
2. In der Zwischenzeit die Gurke waschen und fein raspeln. Die Frühlingszwiebel waschen und in Ringe schneiden. Den grünen Teil der Frühlingszwiebeln zu den Gurken geben und miteinander vermengen. Die weißen Zwiebelringe zur Seite stellen.
3. Den Knoblauch schälen, hacken und zu den Gurken geben. Den Frischkäse ebenfalls zu den Gurken geben und mit Pfeffer und Meersalz würzen.
4. Das Basilikum waschen und fein hacken.
5. Das Mehl mit den weißen Zwiebelringen und dem Quark zu den Kartoffeln geben. Basilikum hinzugeben und alles mit Pfeffer und Meersalz würzen. Aus der Masse einen Teig kneten und eine Rolle formen. Schneide die Kartoffelrolle nun in 8 Portionen und forme daraus Puffer.
6. Das Olivenöl in einer Pfanne erhitzen und die Puffer darin von beiden Seiten goldgelb anbraten.

7. Den Gurkensalat auf zwei Tellern anrichten. Die Puffer dazugeben und alles servieren.

Zucchini-Hafer-Frikadellen

Portionen: 2 | Zubereitungszeit: 10 Min

Zutaten

- 120 g geriebener Mozzarella
- 350 g Zucchini
- 140 g zarte Haferflocken
- 100 g Magerquark
- 2 frische Eier, Größe M
- etwas Salz und weißer Pfeffer

Zubereitung

1. Wasche die Zucchini. Anschließend schälen, klein schneiden und danach mit der Küchenmaschine klein hacken.
2. Gib die Haferflocken in eine Schüssel und mische die Zucchini unter. Den Quark und den Mozzarella hinzugeben und alles verrühren.
3. Verquirle die frischen Eier und mische diese unter die Zucchini-Mischung. Würze alles mit weißem Pfeffer und Salz.
4. Lege ein Backblech mit Backpapier aus. Forme aus dem Teig nun 20 kleine Küchlein und lege diese anschließend auf das Backblech.
5. Backe die Mini-Frikadellen dann bei 200 Grad für 20 Minuten. Nach der Backzeit einmal wenden und nochmals 10 Minuten backen.
6. Nimm die Mini-Frikadellen aus dem Ofen und serviere sie. Du kannst dieses Gericht warm oder kalt genießen.

Flammkuchen *„green power"*

Portionen: 4 | Zubereitungszeit: 20 Min

Zutaten

- 250 g Dinkelmehl
- 2 Prisen Meersalz
- 2 EL Olivenöl
- 1 mittelgroßer Mangold
- 2 mittelgroße Zucchini
- 60 g geriebener junger Gouda
- 150 g Frischkäse
- Rapsöl

Zubereitung

1. Für den Flammkuchenteig zunächst das Dinkelmehl mit dem Salz in eine Küchenschüssel geben. Nun 125 ml Wasser und das Olivenöl hinzugeben und mit den Händen alles zu einem glatten Teig kneten.
2. Wasche nun den Mangold und schneide den Strunk heraus. Dann die Mangoldblätter in dünne Streifen schneiden. Die Zucchini schälen, waschen und in dünne Scheiben schneiden.
3. Erhitze ein wenig Rapsöl in der Pfanne und schwitze darin 2 bis 3 Minuten die Zucchinischeiben und die Mangoldstreifen an. Nun noch leicht salzen und pfeffern.
4. Rolle den Flammkuchenteig aus und gib ihn auf ein mit Backpapier ausgelegtes Blech. Bestreiche ihn mit dem Frischkäse.
5. Verteile anschließend den Mangold und die Zucchini darauf und bestreue den Flammkuchen mit dem geriebenen jungen Gouda.
6. Den Flammkuchen dann auf mittlerer Schiene im Backofen bei 210 Grad Ober- und Unterhitze 20 Minuten lang ausbacken.

Tipp:

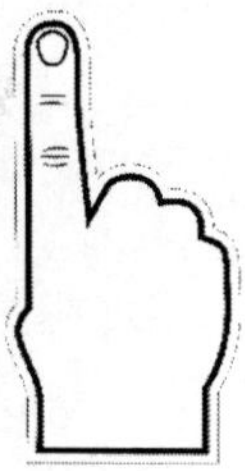

Mangold ist ein sehr guter histaminarmer Spinatersatz.

Mediterrane Frittata

Portionen: 2 | Zubereitungszeit: 20 Min

Zutaten

- 4 frische Bio-Eier
- 100 g Hüttenkäse
- 50 ml Bio-Frischmilch (1,5 %)
- 1 Zwiebel
- 250 g Brokkoli, zerteilt in Röschen
- 200 g Zucchini
- 1 große Karotte
- 1 Prise Meersalz, weißer Pfeffer
- frisch gehacktes Basilikum
- 2 EL Olivenöl

Zubereitung

1. Die Brokkoli-Röschen in kleine, mundgerechte Stückchen schneiden. Nun die Zucchini und die Karotte schälen, waschen und beides klein schneiden. Auch die Zwiebel schälen und klein hacken.
2. Erhitze anschließend in einer Pfanne das Olivenöl und brate darin die Zwiebel glasig an. Nun die Brokkoli-Stückchen, die Zucchini- und die Möhrenstücke hinzugeben und mit geschlossenem Deckel 3 Minuten garen.
3. Verquirle die Eier in einer Küchenschüssel mit der Frischmilch und würze nach Belieben mit Pfeffer und Meersalz. Rühre nun den Hüttenkäse und das fein gehackte Basilikum unter. Gieße diese Ei-Mischung in die Pfanne, sodass das Gemüse davon bedeckt wird. Nun bei niedriger Hitzezufuhr und zugedeckt 12 bis 15 Minuten stocken lassen.
4. Die Frittata kann sowohl warm als auch kalt gegessen werden.

Penne mit frischem grünem Spargel

Portionen: 2 | Zubereitungszeit: 25 Min

Zutaten

- 300 g Penne
- 1 kleiner Brokkoli
- 1 Bund frischer grüner Spargel
- 1 Zwiebel
- 1 Knoblauchzehe
- Meersalz und weißer Pfeffer
- 1 EL Kokosöl

Zubereitung

1. Zuerst die Nudeln nach Packungsanleitung kochen, abgießen und auskühlen lassen.
2. Nun den Brokkoli putzen, waschen und in Röschen zerteilen. Den Spargel schälen, die holzigen Enden abschneiden und waschen. Beides in kochendem Salzwasser für rund 5 Minuten blanchieren, danach in Eiswasser abschrecken und abgießen. Die Spargelstangen nun in 2 bis 3 cm große Stücke schneiden.
3. Schäle dann die Zwiebel und den Knoblauch. Beides ganz fein hacken und in einer Pfanne im Kokosöl glasig dünsten.
4. Zum Schluss die Zwiebel-Knoblauch-Mischung zusammen mit den Brokkoliröschen sowie den Spargelstücken zu den Nudeln geben. Schmecke mit Meersalz und Pfeffer ab.

Veggie-Snack – exotischer Mango-Litschi-Quark

Portionen: 1 | Zubereitungszeit: 5 Min

Zutaten

- ½ Mango
- 5-8 Litschis
- 150 g Quark (40 % Fett i. Tr.)
- 2 EL Bio-Frischmilch (3,5 %)
- 1 Spritzer Agavendicksaft

Zubereitung

1. Schäle zunächst die Mango und schneide das Fruchtfleisch vom Kern. Schneide dann die Hälfte des Mangofruchtfleisches in Würfel.
2. Schäle die Litschis, entkerne sie und schneide sie in Stücke.
3. Vermische die Früchte nun mit dem Quark sowie der Milch. Zum Schluss noch einen Spritzer Agavendicksaft hinzugeben.

Kräuter-Frischkäse-Muffins

Portionen: 6 Muffins | Zubereitungszeit: 25 Min

Zutaten

- 1 Zucchini
- 300 g körniger Frischkäse
- 2 frische Bio-Eier
- 1 Zwiebel
- 3 EL Olivenöl
- 2 Msp. Kurkumapulver
- 200 g Dinkelmehl
- 1 EL gehackte frische Petersilie
- 1 EL gehackter frischer Dill
- 3 EL Bio-Frischmilch (1,5 %)
- 1 TL Salz
- 2 TL Weinsteinbackpulver

Zubereitung

1. Schäle und hacke zuerst die Zwiebel klein. Die Zucchini waschen und klein raspeln.
2. Gib das Olivenöl zusammen mit den beiden Eiern in einen Rührbecher und mixe alles gründlich durch. Die Zwiebel, die Zucchini, den körnigen Frischkäse, die Petersilie und den Dill untermischen.
3. Vermenge in einer separaten Schüssel das Backpulver mit 1 TL Salz, Kurkuma und Dinkelmehl. Hebe die Mischung dann unter die Frischkäse-Mischung. Rühre noch die Milch unter.
4. Befülle jetzt die Muffinförmchen mit diesem Teig. In den Backofen geben und eine Viertelstunde bei 180 Grad backen.

Leinsamen-Hafer-Cracker

Portionen: 35-40 Stück | Zubereitungszeit: 20 Min

Zutaten

- 1 TL Salz
- 100 g kernige Haferflocken
- 4 EL Olivenöl
- 75 g Reismehl
- 60 g Mandelmehl
- 40 g Leinsamen, geschrotet

Zubereitung

1. Vermenge in einer Schüssel das Reismehl, das Mandelmehl, die Leinsamen, die Haferflocken und das Salz miteinander. Gib das Olivenöl hinzu und verrühre alles zu einem glatten Teig.
2. Rolle den Teig zwischen zwei Frischhaltefolien aus und schneide 35-40 quadratische Stücke daraus. Lege diese auf ein mit Backpapier belegtes Backblech.
3. Backe die Cracker anschließend bei 200 Grad im Ofen für 10 Minuten. Dann herausnehmen und auskühlen lassen.

Pfirsichkugeln

Portionen: circa 8 Kugeln | Zubereitungszeit: 15 Min

Zutaten

- 250 g Quark
- 1 Bio-Ei, Größe M
- 150 g Dinkelvollkornmehl
- 1 großer Pfirsich
- 2 EL Kokosöl
- 20 g Kokosraspel

Zubereitung

1. Den Quark mit dem Ei und dem Mehl in einer Küchenschüssel mit dem Mixer gut verrühren.
2. Wasche nun den Pfirsich, schneide ihn in Hälften und entferne den Stein. Schneide jede Hälfte nochmal in 4 gleiche Teile, sodass Du am Schluss insgesamt 8 Pfirsichstücke vor Dir liegen hast.
3. Teile dann den Teig in 8 gleiche Portionen. Forme den Teig am besten mit nassen Händen. Nimm je 1 Pfirsichstück und wickle Teig darum, sodass am Schluss 8 Bällchen/Knödel entstehen.
4. In einem großen Topf ausreichend Wasser zum Kochen bringen. Gib die Pfirsichbällchen hinein und gare sie siedend 12 bis 15 Minuten lang. Zwischendurch mit einem Holzlöffel vorsichtig „anstupsen“ und wenden. Dann mit einem Schaumlöffel vorsichtig herausheben und gut abtropfen lassen.
5. Erhitze anschließend das Kokosöl in einer Pfanne und röste darin die Kokosraspel kurz an. Wälze dann die Knödel in den Raspeln und serviere sie.

Möhren-Hirse-Taler

Portionen: 15 Taler | Zubereitungszeit: 45 Min

Zutaten

- 4 Bio-Eier, Größe M
- 50 g Hirse
- Meersalz und Pfeffer
- 1 EL Rapsöl
- 1 rote Zwiebel
- 2 große Möhren
- 50 g Frischkäse
- 100 g junger Gouda als Stück
- ½ Bund gehackte Petersilie
- Rapsöl zum Ausbacken

Zubereitung

1. Wasche die Hirse zuerst unter heißem Wasser gründlich ab. Anschließend in einem Topf mit 120 ml gesalzenem Wasser für 10 Minuten zugedeckt köcheln lassen. Von der Kochstelle nehmen und für 5 Minuten quellen lassen.
2. Schäle die rote Zwiebel und schneide sie in kleine Würfel. Nun die Möhren schälen, waschen und fein raspeln. Reibe ebenfalls den Gouda fein.
3. Erhitze in einer Pfanne das Rapsöl und dünste darin die Zwiebeln an. Anschließend von der Kochstelle nehmen und abkühlen lassen.
4. Gib nun den Frischkäse und die Eier in eine Rührschüssel. Alles gründlich miteinander verrühren und pfeffern und salzen. Hirse, den jungen Gouda, die Möhrenraspeln, die gehackte Petersilie und die Zwiebel hinzugeben. Alles vermengen.
5. Nochmals etwas Öl in der Pfanne erhitzen und die Hirsemasse mit Esslöffeln in die Pfanne geben. Backe jeden Taler von beiden Seiten je 4 Minuten aus. Anschließend aus der Pfanne nehmen und auf Küchenpapier abtropfen lassen.

Vollkornfladen mit buntem Gemüse

Portionen: 2 | Zubereitungszeit: 35 Min

Zutaten

Für Salat und Dressing:

- 1 Stiel frische Pfefferminze
- 1 Möhre
- 1 grüne Paprika
- 4 Radieschen
- 250 g griechischer Joghurt
- 1 TL Rapsöl
- ½ Gurke
- Meersalz und weißer Pfeffer

Für den Fladen:

- ½ TL Meersalz
- 150 g Weizenvollkornmehl
- etwas Olivenöl

Zubereitung

1. Bereite zuerst den Fladen zu. Das Mehl mit dem Salz vermengen. Gib 100 ml Wasser hinzu und knete den Teig mit den Händen geschmeidig. Falls der Teig zu fest sein sollte, kannst Du noch etwas Wasser hinzugeben. Den Teig in Folie wickeln und eine Viertelstunde kühl stellen.
2. In der Zwischenzeit das Dressing vorbereiten. Nimm hierfür die Minze und wasche sie gründlich ab. Die Blätter klein hacken und mit dem Joghurt vermischen. Mit dem Rapsöl, dem weißen Pfeffer und dem Salz abschmecken. Dann ebenfalls in den Kühlschrank stellen.
3. Wasche die Gurke und halbiere sie. Anschließend klein schneiden. Die Radieschen waschen, die Stiele entfernen und ein wenig kleinschneiden. Die Möhre schälen und klein schneiden.

Die Paprika waschen, das Kerngehäuse entfernen und klein schneiden. Gib

4. das Gemüse in eine Rührschüssel. Den Teig aus dem Kühlschrank nehmen und in 8 Portionen teilen. Auf einer bemehlten Arbeitsfläche dann zu kleinen Fladen mit einem Durchmesser von circa 10 cm ausrollen. Eine Pfanne mit Olivenöl bepinseln und die Fladen darin von beiden Seiten 3 Minuten ausbacken.
5. Streiche auf jeden Fladen den Joghurtdip und verteile das Gemüse darauf.

Histaminarme Maroni-Snackbällchen

Portionen: 2 | Zubereitungszeit: 40 Min

Zutaten

- 130 g Maronen
- 70 ml Kokosmilch
- 1 TL Ceylon-Zimt
- Kokosraspel zum Garnieren

Zubereitung

1. Den Ofen auf 180 Grad vorheizen. Mit einem Messer auf der flachen Seite der Maronen ein X einritzen.
2. Nun etwas Wasser auf ein Backblech geben und die Maronen darauf verteilen. Für etwa 15 bis 20 Minuten in den Backofen geben, bis die Schale aufplatzt. Dann die Maronen schälen.
3. In einem Topf die Kokosmilch erhitzen und die geschälten Maronen hinzufügen. Rund eine Viertelstunde köcheln lassen.
4. Im Anschluss das Kokosmilch-Maronen-Gemisch in einen Mixer geben, das Zimtpulver hinzugeben und gut pürieren. Zu guter Letzt Kugeln aus der Masse formen.

Vegan –

reiner, pflanzenbasierter Genuss, ohne Histamin

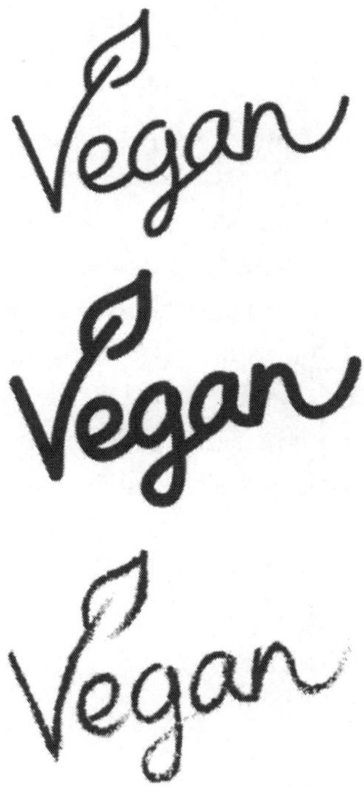

schmeckt.

Blueberry-Chia-Pudding

Portionen: 2 | Zubereitungszeit: 25 Min

Zutaten

- 1 Vanilleschote
- 1 Bio-Banane
- 25 g Kokosflocken
- 30 g Chiasamen
- 250 g Heidelbeeren
- 1 EL Kokosblütenzucker
- 1 Prise Kardamom
- • 400 ml ungesüßter Mandeldrink

Zubereitung

1. Schneide zunächst die Vanilleschote der Länge nach auf und kratze vorsichtig mit einem Messer das Mark heraus. Dieses dann mit dem Mandeldrink, dem Kardamom und den Chiasamen vermengen. Lasse alles nun für ungefähr 20 Minuten quellen.
2. Verteile anschließend den Chia-Pudding auf zwei Dessertschälchen und stelle sie für mindestens 12 Stunden in den Kühlschrank.
3. Wasche vor dem Verzehr die Heidelbeeren. Die Banane schälen und in dünne Scheiben schneiden.
4. Gib zum Schluss den Kokosblütenzucker, die Banane, die Heidelbeeren sowie die Kokosflocken über den Chia-Pudding und genieße diese histaminarme und vegane Rezeptidee, gern auch als Snack.

Exotische Quinoa-Gemüse-Bowl

Portionen: 2 | Zubereitungszeit: 25 Min

Zutaten

- 200 g Quinoa
- ½ Gurke
- 100 g rote Paprika
- 6 Kopfsalatblätter
- 150 g Zucchini
- 6 EL Kokosmilch
- 400 ml Gemüsebrühe (siehe Rezept „Do-it-yourself-Gemüsebrühe" / Suppen)
- 1 EL natives Olivenöl
- 2 EL Apfelmus
- 1 EL Verjus (histaminfrei)
- Meersalz, weißer Pfeffer

Zubereitung

1. Die Quinoa in einem Küchensieb mit warmem Wasser gründlich abspülen und abtropfen lassen, damit alle Bitterstoffe gut ausgespült werden.
2. Nun 400 ml Gemüsebrühe zum Kochen bringen und darin die Quinoa aufkochen. Dann bei niedriger Hitzezufuhr eine Viertelstunde lang köcheln lassen, bis das ganze Wasser aufgesaugt wurde. Auskühlen lassen und mit einer Gabel leicht auflockern.
3. Dann die Gurke, die Paprika, die Zucchini und die Kopfsalatblätter waschen und in mundgerechte Happen schneiden.
4. Anschließend aus der Kokosmilch, dem Olivenöl, dem Verjus sowie dem Apfelmus das Dressing mischen. Pfeffern und salzen. Der Verjus ersetzt den Essig. Falls Du keinen im Haus haben solltest, kannst Du diesen weglassen. Mische das Kokosmilch-Dressing mit dem Gemüse unter die Quinoa.

Potatoes – *„Texas Style"*

Portionen: 2 | Zubereitungszeit: 30 Min

Zutaten

- 3 große Knoblauchzehen
- 5 EL Olivenöl
- 1 kg Kartoffeln
- 5 frische Rosmarinzweige

Zubereitung

1. Wasche zuerst die Kartoffeln gründlich ab. Die Kartoffeln im Wasser zum Kochen bringen und innerhalb von 15 bis 20 Minuten gar werden lassen. Anschließend das Wasser abgießen und die Kartoffeln zur Seite stellen.
2. Schäle in der Zwischenzeit die Knoblauchzehen und hacke diese klein. Den Rosmarin ebenfalls waschen, von den Zweigen befreien und klein hacken.
3. Vermenge in einer Küchenschüssel nun das Olivenöl mit dem Rosmarin und dem Knoblauch. Lege ein Backpapier auf ein Backblech und bepinsele es mit etwas Olivenöl.
4. Schneide die Kartoffeln in Scheiben und gib sie in die Olivenöl-Rosmarin-Marinade.
5. Anschließend auf das Backblech geben und alles im Ofen bei 220 Grad für 25 Minuten backen. Nach 12 Minuten kannst Du die Kartoffeln einmal kurz wenden.
6. Die Texas Potatoes aus dem Ofen nehmen und servieren.

Rhabarber-Johannisbeer-Crumble

Portionen: 2 | Zubereitungszeit: 20 Min

Zutaten

- 20 g zarte Haferflocken
- 150 g Rhabarber
- 80 g Dinkelmehl
- 120 g Johannisbeeren
- 30 g Zucker
- 30 g vegane Margarine
- etwas Puderzucker als Garnitur

Zubereitung

1. In einem ersten Schritt den Rhabarber waschen und quer in Stücke schneiden. Die Johannisbeeren ebenfalls waschen, von den Stielen lösen und mit dem Rhabarber in eine Schüssel geben.
2. Im nächsten Schritt die Margarine in einem Topf erhitzen und zum Schmelzen bringen. Gib nach und nach die Haferflocken, den Zucker und das Mehl hinzu und verarbeite alles mithilfe einer Gabel zu Streuseln.
3. Die Früchte auf ein mit Backpapier ausgelegtes Backblech legen und die Streusel darauf verteilen. Backe den Crumble nun für 20 Minuten bei 180 Grad.
4. Anschließend herausnehmen und mit Puderzucker bestreuen.

Vegane grüne Suppe

Portionen: 2 | Zubereitungszeit: 20 Min

Zutaten

- 600 ml Gemüsebrühe (siehe Rezept „Do-it-yourself-Gemüsebrühe“ / Suppen)
- 2 Brokkoli
- 1 Chinakohl
- 200 ml Kokosmilch

Zubereitung

1. Diese Suppe ist im Handumdrehen zubereitet: Zerteile den Brokkoli in Röschen und schneide ihn ganz klein. Auch den Chinakohl klein schneiden.
2. Gare den Brokkoli und die Chinakohlstücke in der Gemüsebrühe schön weich. Gib dann die Kokosmilch hinzu und lasse alles noch einige Minuten lang weiterköcheln.

Veganer Kräuter-Brotaufstrich

Portionen: 4 | Zubereitungszeit: 15 Min

Zutaten

- 200 g Löwenzahn
- 100 g frische Petersilie
- 200 g frisches Basilikum
- 2 EL natives Olivenöl
- 120 g gehackte Macadamianüsse
- 1 Knoblauchzehe
- weißer Pfeffer, Meersalz

Zubereitung

1. Wasche den Löwenzahn und trockne ihn. Auch das Basilikum waschen. Beides nun fein hacken. Ebenso die frische Petersilie waschen, trocken schütteln und fein hacken.
2. Die Knoblauchzehe schälen und sehr fein hacken. Ebenso die Macadamianüsse fein hacken.
3. Gib alle Zutaten in einen hohen Rührbecher und mixe mit dem Stabmixer alles ganz fein. Alternativ kannst Du einen Standmixer oder einen Multi-Zerkleinerer verwenden.
4. Zum Schluss noch mit Pfeffer und Salz abschmecken und in ein Glas füllen. Bitte nur im Kühlschrank, ca. 3-4 Tage aufbewahren.

Histaminarme ayurvedische „goldene" Milch

Portionen: 1 | Zubereitungszeit: 10 Min

Zutaten

- 2 TL Kurkumapulver
- 250 ml Hafermilch, natur
- 5 g Ingwerpulver
- ½ TL Zimtpulver
- ½ TL Kardamompulver
- 1 Prise gemahlene Vanille
- 1 TL Walnussöl
- 1 Prise weißer Pfeffer

Zubereitung

1. Koche die Hafermilch in einem Topf bei niedrigster Stufe auf.
2. Gib nun das Ingwerpulver mit in den Topf hinein. Füge das Zimtpulver, das Kurkumapulver, den Kardamom, die gemahlene Vanille, das Walnussöl und die Prise Pfeffer hinzu. Gut umrühren.
3. Koche die Milch noch einmal auf und schäume sie kurz mit einem Milchaufschäumer auf, wenn Du möchtest.
4. In einem großen Glas noch heiß genießen.

Vanillesauce – histaminarm

Portionen: 2 | Zubereitungszeit: 20 Min

Zutaten

- 500 ml Mandelmilch, ohne Zucker und ohne Zusätze
- 1 große Vanilleschote
- 40 g Rohrzucker
- 2 EL Maisstärke

Zubereitung

1. Die Vanilleschote mit einem scharfen Messer der Länge nach aufschneiden und das Mark vorsichtig herauskratzen.
2. Nun 50 ml der Mandelmilch mit der Maisstärke vermischen und glattrühren.
3. Die restliche Mandelmilch in einen Topf geben: Nun den Rohrzucker und das Vanillemark hinzugeben. Unter stetigem Rühren 4 bis 5 Minuten aufkochen. Dann zum Andicken das Stärke-Mandelmilch-Gemisch hinzugeben und alles ein zweites Mal aufkochen, bis die Vanillesauce die gewünschte Konsistenz erreicht.

Pfirsich-Aprikosen-Salat „*Summer Feeling*"

Portionen: 2 | Zubereitungszeit: 20 Min

Zutaten

- 6 Aprikosen
- 2 Pfirsiche
- 1 Mini-Romanasalat
- 2 EL Apfelessig
- 4 EL Olivenöl
- 2 EL grob gehacktes Basilikum
- Meersalz, weißer Pfeffer

Zubereitung

1. Wasche die Aprikosen und die Pfirsiche. Schneide die Früchte dann in Hälften, entferne den Kern und schneide alles in dünne Spalten.
2. Nun den Mini-Romanasalat waschen und ebenfalls in dünne Streifen schneiden.
3. Vermische den Apfelessig mit dem Olivenöl und dem grob gehackten Basilikum.
4. Gib die Früchte zum Romanasalat und träufle das Dressing darüber. Zum Schluss noch mit Pfeffer und Meersalz abschmecken.

„Eat the rainbow"

Portionen: 2 | Zubereitungszeit: 15 Min

Zutaten

- 1 große Salatgurke
- 2 EL Apfelessig
- 50 g Kürbiskerne
- 25 g Macadamianüsse, fein gehackt
- 250 g Rotkohl
- 2 EL Leinöl
- 150 g Karotten
- Meersalz, weißer Pfeffer

Zubereitung

1. Wasche die Salatgurke, halbiere sie der Länge nach und schneide sie in Scheiben. Dann die Gurke salzen, in eine Küchenschüssel geben und durchziehen lassen.
2. Röste nun in einer Pfanne komplett fettfrei die gehackten Macadamianüsse sowie die Kürbiskerne.
3. Karotten schälen, waschen und fein raspeln. Den Rotkohl in Blätter zerteilen. Entferne die Mittelrippen, wasche die Blätter und schneide diese klein. Vermische den Rotkohl mit den Karottenraspeln.
4. Verrühre das Leinöl mit dem Apfelessig, Salz und Pfeffer.
5. Drücke die Gurkenscheiben aus und gib sie zum Rotkohl und den Karotten. Alles miteinander mischen. Gib das Dressing über den Salat und garniere diesen mit den gerösteten Nüssen und Kernen.

Hirse-Kürbis-Stampf

Portionen: 4 | Zubereitungszeit: 35 Min

Zutaten

- 1 EL Rapsöl
- 400 g Hokkaido-Kürbis
- 100 ml naturtrüber Apfelsaft
- 200 g festkochende Kartoffeln
- 1 ½ Apfel
- 150 g Hirse

Zubereitung

1. Beginne zuerst damit, den Kürbis und die Kartoffeln zu waschen, zu schälen und in Würfel zu schneiden. In einem Topf 400 ml Wasser erhitzen und die Hirse mit den Kürbis- und Kartoffelwürfeln darin 15 Minuten köcheln lassen.
2. Wasche in der Zwischenzeit die Äpfel. Schäle sie und entferne das Kerngehäuse. Dann in Würfel schneiden. Nach 10 Minuten zu dem Hirse-Kartoffel-Topf geben. Alles für 5 Minuten garen.
3. Nimm nach der Kochzeit den Topf vom Herd. Gib den Apfelsaft hinzu und pürieren alles grob. Gib noch 1 EL Rapsöl hinzu und verrühre alles miteinander.
4. Das Püree auf Tellern anrichten und servieren.

Bunte Gemüsechips

Portionen: 4 | Zubereitungszeit: 20 Min

Zutaten

- 2 frische Rote Beten
- 2 Süßkartoffeln
- 2 große Kartoffeln
- 4 Möhren
- 6 EL Olivenöl
- ½ gestrichener TL Meersalz

Zubereitung

1. Zunächst das Gemüse schälen, waschen, schneiden und mit einem Gemüsehobel in dünne Scheiben hobeln.
2. In einer großen Küchenschüssel das Olivenöl mit dem Meersalz verrühren.
3. Die Gemüsescheiben hineingeben und alles gut durchrühren, damit sich die Gemüsescheiben voneinander trennen und gleichmäßig mit dem Öl bedeckt werden.
4. Nun den Backofen auf 140 Grad Celsius vorheizen.
5. Lege zwei oder drei Backbleche mit Backpapier aus. Breite nebeneinander die Gemüsescheiben aus, sodass sie möglichst wenig überlappen.
6. Nun die Gemüsechips für 45 bis 50 Minuten im Backofen backen. Dabei immer wieder die Backofentür kurz öffnen, damit die Feuchtigkeit entweichen kann. Sobald die Chips knusprig werden, sind sie fertig.
7. Lasse sie gut auskühlen und bewahre sie luftdicht verschlossen auf.

Suppen –

wärmendes Suppenglück für jeden Tag

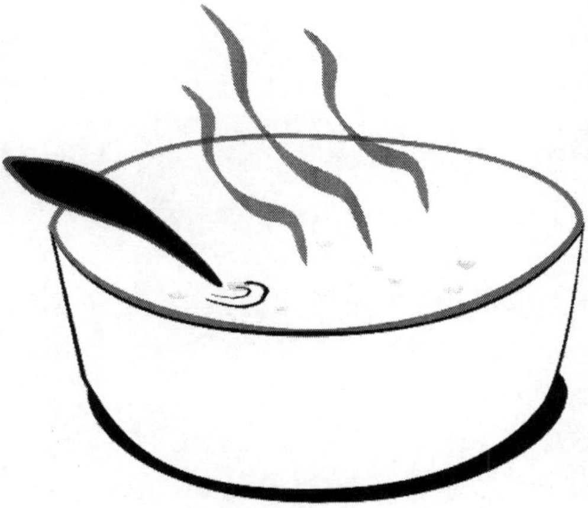

Suppenliebe.

Basisrezept: „Do-it-yourself-Gemüsebrühe"

Portionen: 100 g | Zubereitungszeit: 25 Min

Zutaten

- 100 g Karotten
- 100 g Pastinaken
- 200 g Knollensellerie
- 200 g Staudensellerie
- 1 Zwiebel (weiß)
- 20 g Meersalz

Zubereitung

1. Schäle das Gemüse und reibe anschließend die Karotten, die Pastinaken und den Knollensellerie klein.
2. Den Staudensellerie in sehr dünne Streifen schneiden und die Blätter ganz fein hacken. Auch die Zwiebel schälen und in dünne Streifen schneiden.
3. Das Gemüse auf ein mit Backpapier belegtes Backblech legen.
4. Heize den Backofen vor und trockne das Gemüse bei 80 Grad Ober- und Unterhitze rund 3 bis 4 Stunden lang.
5. Halte den Ofen in dieser Zeit mithilfe eines Kochlöffels einen kleinen Spalt weit geöffnet, damit der entstehende Dampf entweichen kann.
6. Fülle das getrocknete Gemüse anschließend in eine Küchenmaschine. Gib das Meersalz hinzu und zermahle alles zu einem Pulver. Bewahre das Gemüsebrühepulver in einem Glas verschlossen auf. Je nach gewünschter Intensität kannst Du 1 TL Pulver für 250 ml Wasser verwenden.

Exotische Karottensuppe

Portionen: 6 | Zubereitungszeit: 20 Min

Zutaten

- 700 ml Gemüsebrühe (siehe Rezept „Do-it-yourself-Gemüsebrühe“ / Suppen)
- 400 ml Kokosmilch
- 2 EL Olivenöl
- 5 Karotten
- Meersalz und weißer Pfeffer

Zubereitung

1. Beginne zuerst damit, die Karotten zu schälen und in Scheiben zu schneiden.
2. Erhitze das Olivenöl in einem großen Topf und dünste die Karotten darin kurz an. Gieße die Brühe hinzu und lasse alles für 15 Minuten köcheln.
3. Püriere nach der Kochzeit die Karotten cremig. Rühre die Kokosmilch unter und lasse alles nochmals für 3 Minuten kochen.
4. Würze zum Schluss die Suppe mit Pfeffer und Meersalz und serviere sie.

Indische Kurkumasuppe

Portionen: 6 | Zubereitungszeit: 20 Min

Zutaten

- 100 ml Sahne
- 1 ½ TL Kurkumapulver
- Meersalz, weißer Pfeffer
- 2 EL Olivenöl
- 2 Süßkartoffeln
- 750 ml Gemüsebrühe (siehe Rezept „Do-it-yourself-Gemüsebrühe" / Suppen)

Zubereitung

1. Schäle zuerst die Süßkartoffeln und schneide sie in Würfel.
2. Erhitze das Olivenöl in einem großen Topf und dünste darin die Süßkartoffeln 3 Minuten lang an. Lösche sie mit der Brühe ab. Das Kurkumapulver unterrühren und alles für 15 Minuten köcheln lassen.
3. Nach der Kochzeit kannst Du den Topf von der Kochstelle nehmen und die Suppe pürieren. Rühre die Sahne unter und lasse die Suppe nochmals kurz aufkochen. Würze nun mit Pfeffer und Meersalz und serviere die Suppe sofort.

Herzhafte Gemüse-Rindfleisch-Suppe

Portionen: 4 | Zubereitungszeit: 30 Min

Zutaten

- 3 Kartoffeln
- 2 rote Paprika
- 4 Möhren
- 4 EL Paprikapulver edelsüß
- 1 ½ l Gemüsebrühe (siehe Rezept „Do-it-yourself-Gemüsebrühe“ / Suppen)
- 1 kg Rindergulasch
- Rapsöl
- 1 Zwiebel (weiß)
- Meersalz, weißer Pfeffer

Zubereitung

1. Beginne für diese Suppe damit, die Zwiebel zu schälen und in dünne Ringe zu schneiden.
2. Erhitze einen Topf mit etwas Rapsöl darin. Brate darin die Zwiebel an. Gib das Fleisch hinzu und lasse alles für 3 Minuten anbraten. Anschließend mit der Brühe und Paprikapulver ablöschen.
3. Die Suppe nun für 60 Minuten mit zugedecktem Deckel köcheln lassen.
4. Widme Dich in der Zwischenzeit den übrigen Zutaten. Schäle die Kartoffeln und schneide sie in Würfel. Schäle die Möhren und schneide sie in dünne Streifen. Die Paprikaschoten waschen, die Kerngehäuse entfernen und klein schneiden. Gib nach der 60-minütigen Kochzeit das Gemüse hinzu und lasse alles 30 Minuten köcheln.
5. Würze die Suppe mit Pfeffer und Meersalz und serviere sie.

Bauerntopf

Portionen: 4 | Zubereitungszeit: 20 Min

Zutaten

- 1 l Gemüsebrühe (siehe Rezept „Do-it-yourself-Gemüsebrühe“ / Suppen)
- 1 EL Rapsöl
- 1 Zwiebel (weiß)
- 6 Möhren
- 3 Stangen Staudensellerie
- 2 Pastinaken
- Meersalz, weißer Pfeffer

Zubereitung

1. Schäle zuerst die Möhren und schneide sie in dünne Scheiben. Den Sellerie waschen und ebenfalls in Scheiben schneiden. Die Pastinaken schälen, waschen und würfeln. Die Zwiebel schälen und klein würfeln.
2. Erhitze in einem Topf das Rapsöl und brate darin die Zwiebel glasig an. Anschließend das restliche Gemüse hinzugeben und alles vermengen. Gieße die Gemüsebrühe hinzu und lass das Gemüse zugedeckt für 25 Minuten köcheln.
3. Schmecke den Gemüsetopf mit Meersalz und Pfeffer ab und serviere ihn.

Brokkoli-Kartoffel-Suppe

Portionen: 4 | Zubereitungszeit: 20 Min

Zutaten

- 200 ml Sahne
- 1 l Gemüsebrühe (siehe Rezept „Do-it-yourself-Gemüsebrühe" / Suppen)
- Meersalz und weißer Pfeffer
- 1 TL Rohrzucker
- 1 EL Olivenöl
- 3 mittlere Kartoffeln
- 1 Brokkoli

Zubereitung

1. Wasche zuerst den Brokkoli und entferne den Strunk. Anschließend den Brokkoli in Röschen schneiden. Die Kartoffeln schälen und würfeln.
2. Erhitze das Olivenöl in einem großen Topf. Brate den Brokkoli und die Kartoffelwürfel kurz an. Gib den Zucker hinzu und lasse alles etwas karamellisieren. Anschließend mit Pfeffer und Meersalz würzen.
3. Gieße die Brühe hinzu und lasse die Suppe für 15 Minuten köcheln.
4. Den Topf von der Kochstelle nehmen und die Suppe cremig pürieren. Gib zum Schluss noch die Sahne hinzu, bringe alles zum Kochen und serviere die frische Suppe sofort.

Kokos-Kürbis-Suppe

Portionen: 4 | Zubereitungszeit: 25 Min

Zutaten

- 400 ml Kokosmilch
- Meersalz
- 700 ml Gemüsebrühe (siehe Rezept „Do-it-yourself-Gemüsebrühe“ / Suppen)
- 3 EL Olivenöl
- 1 Zwiebel (weiß)
- 1 kg Hokkaido-Kürbis
- 400 g Äpfel

Zubereitung

1. Wasche zuerst den Kürbis und entferne die Kerne. Anschließend in Würfel schneiden. Die Zwiebel schälen und klein hacken. Die Äpfel schälen, waschen und klein schneiden.
2. Erhitze das Öl in einem Topf und brate darin den Kürbis und die Zwiebel 3 Minuten lang an. Gib nach und nach die Kokosmilch, die Brühe und die Apfelwürfel hinzu und lasse alles 15 Minuten köcheln.
3. Anschließend die Suppe pürieren und mit Meersalz abschmecken.

Grüne Zucchini-Kokos-Suppe

Portionen: 4 Stück | Zubereitungszeit: 25 Min

Zutaten

- 200 ml Kokosmilch
- 1 l Gemüsebrühe (siehe Rezept „Do-it-yourself-Gemüsebrühe“ / Suppen)
- 2 TL Kurkuma
- Meersalz
- 800 g Zucchini
- 3 EL Rapsöl
- 1 Zwiebel (weiß)

Zubereitung

1. Schäle zuerst die Zwiebel und schneide sie in Würfel.
2. Erhitze das Öl in einem Topf und brate die Zwiebel darin an.
3. Als Nächstes die Zucchini waschen und in Würfel schneiden. Zu den Zwiebeln hinzugeben und alles anschwitzen.
4. Rühre noch die Kokosmilch, die Brühe und die Gewürze ein. Lasse die Suppe so lange köcheln, bis die Zucchiniwürfel gar sind.

Asia-Kürbissuppe

Portionen: 2 | Zubereitungszeit: 40 Min

Zutaten

- 2 EL Kürbiskerne
- Meersalz, weißer Pfeffer
- 1 Msp. Ceylon-Zimt
- 80 ml Kokosmilch
- 300 ml Gemüsebrühe (siehe Rezept „Do-it-yourself-Gemüsebrühe“ / Suppen)
- 2 mehligkochende Kartoffeln
- 400 g Hokkaido-Kürbis

Zubereitung

1. Wasche zuerst den Kürbis und halbiere ihn. Anschließend die Kerne entfernen und das Fruchtfleisch in Stücke schneiden.
2. Wasche und schäle die Kartoffeln und schneide sie anschließend in Würfel.
3. Erhitze in einem Topf die Gemüsebrühe. Gib die Kartoffeln und den Kürbis hinein und lasse alles zugedeckt 10 Minuten köcheln.
4. Püriere die Suppe nun cremig und rühre die Kokosmilch unter. Würze zum Schluss noch mit Zimt, weißem Pfeffer und einer Prise Meersalz und schmecke die Suppe ab.
5. Die Kürbiskerne klein hacken.
6. Verteile die Suppe auf zwei Schälchen. Die Kürbiskerne als Topping darauf verteilen und servieren.

Kartoffel-Pastinaken-Suppe

Portionen: 2 | Zubereitungszeit: 30 Min

Zutaten

- 60 g Frischkäse
- Meersalz
- 100 ml Apfelsaft
- 400 ml Gemüsebrühe (siehe Rezept „Do-it-yourself-Gemüsebrühe" / Suppen)
- 100 g Kartoffeln
- 2 EL Butter
- 350 g Pastinaken

Zubereitung

1. Schäle und wasche zuerst die Pastinaken und die Kartoffeln und schneide beides klein.
2. Die Butter in einem Topf erhitzen und die Pastinaken darin 5 Minuten andünsten. Die Kartoffeln hinzugeben.
3. Lösche das Gemüse mit der Brühe ab und lasse alles zugedeckt 10 Minuten garen.
4. Püriere dann alles zu einer cremigen Suppe. Rühre den Apfelsaft unter und würze mit Salz.
5. Richte die Suppe auf zwei Tellern an und gib den Frischkäse darüber.

Blumenkohl-Cremesuppe

Portionen: 2 | Zubereitungszeit: 30 Min

Zutaten

- 300 ml Gemüsebrühe (siehe Rezept „Do-it-yourself-Gemüsebrühe“ / Suppen)
- 2 Kartoffeln
- 200 g Blumenkohl
- Meersalz
- 3 EL Sahne
- ½ Bund Koriandergrün

Zubereitung

1. Schäle und wasche zuerst die Kartoffeln und schneide sie in Würfel. Den Blumenkohl waschen und in Röschen schneiden.
2. Die Gemüsebrühe in einem Topf zum Kochen bringen. Blumenkohl und Kartoffeln hinzugeben und alles für 10 Minuten köcheln lassen.
3. Püriere die Suppe anschließend cremig und rühre die Sahne ein. Mit etwas Salz würzen.
4. Den Koriander waschen und die Blätter abzupfen.
5. Die Suppe auf Suppentellern anrichten und mit dem Koriander garnieren.

Express-Kohlrabi-Suppe

Portionen: 2 | Zubereitungszeit: 20 Min

Zutaten

- 50 ml Sahne
- 250 ml Gemüsebrühe (siehe Rezept „Do-it-yourself-Gemüsebrühe“ / Suppen)
- 1 TL Olivenöl
- Meersalz
- ½ gehackte Zwiebel
- 1 Kartoffel
- 250 g Kohlrabi

Zubereitung

1. Beginne zuerst damit, die Kartoffel zu schälen und in Würfel zu schneiden. Kohlrabi ebenfalls schälen und würfeln.
2. Erhitze in einem Topf das Öl und brate darin die Zwiebel zusammen mit den Kartoffel- und Kohlrabiwürfeln an.
3. Lösche alles mit der Brühe ab und lasse die Suppe für 8 Minuten bei geringer Hitzezufuhr köcheln.
4. Püriere die Suppe nun cremig. Rühre die Sahne unter und würze mit etwas Salz.

Sommerliche Radieschen-Suppe

Portionen: 2 | Zubereitungszeit: 20 Min

Zutaten

- 50 g Ziegenfrischkäse
- 500 ml Gemüsebrühe (siehe Rezept „Do-it-yourself-Gemüsebrühe" / Suppen)
- 1 EL gehackte Petersilie
- 1 Kartoffel
- 1 Bund Radieschen
- Meersalz
- 1 TL Olivenöl

Zubereitung

1. Beginne damit, die Kartoffel zu schälen und in Würfel zu schneiden. Den Bund Radieschen waschen, die Blätter klein hacken und die Radieschen würfeln.
2. Erhitze in einem Topf das Öl und brate darin kurz die Kartoffel und die Radieschen an. Die Brühe hinzugeben und alles für 15 Minuten köcheln lassen.
3. Püriere die Suppe dann cremig. Den Frischkäse unterrühren und die Suppe kurz schaumig aufschlagen. Würze mit etwas Meersalz.
4. Garniere die Suppe zum Schluss mit der Petersilie und serviere sie noch warm.

Spargel-Zucchini-Suppe

Portionen: 2 | Zubereitungszeit: 30 Min

Zutaten

- 1 l Gemüsebrühe (siehe Rezept „Do-it-yourself-Gemüsebrühe“ / Suppen)
- 1 EL gehackte Petersilie
- 1 Zucchini
- 250 g grüner Spargel
- 1 Stange Lauch
- Meersalz
- 50 ml Sahne

Zubereitung

1. Schäle zuerst die Zucchini, wasche sie und schneide sie in Scheiben. Den Spargel ebenfalls waschen, schälen und die holzigen Enden entfernen. Anschließend in Stücke schneiden.
2. Bringe die Brühe zum Kochen. Gib den Spargel und die Zucchini hinein und lasse alles für 1 Minute köcheln.
3. Wasche in der Zwischenzeit den Lauch und schneide ihn in Ringe. Diese zur Suppe hinzugeben und zusammen 1 Minute köcheln lassen.
4. Püriere die Suppe noch cremig. Rühre die Sahne unter und garniere alles mit der gehackten Petersilie. Schmecke bei Bedarf noch mit einer Prise Meersalz ab.

Leichte Lauch-Blumenkohl-Suppe

Portionen: 2 Stück | Zubereitungszeit: 25 Min

Zutaten

- 1 Bund gehackter Schnittlauch
- Meersalz
- 300 ml Gemüsebrühe (siehe Rezept „Do-it-yourself-Gemüsebrühe“ / Suppen)
- 1 EL Olivenöl
- 1 Blumenkohl
- 1 Stange Lauch
- 200 ml Sahne

Zubereitung

1. Wasche zuerst den Blumenkohl und schneide ihn in Röschen. Den Lauch ebenfalls waschen und in Ringe schneiden.
2. Erhitze das Olivenöl in einem Topf und schwitze die weißen Lauchringe für 5 Minuten an.
3. Gib den Blumenkohl und die grünen Lauchringe hinzu. Die Brühe hinzugeben und alles kurz aufkochen lassen. Die Sahne unterrühren und alles für 15 Minuten köcheln lassen.
4. Die Suppe zum Schluss pürieren und mit etwas Salz würzen. Richte alles auf Suppentellern an und gib als Garnitur den Schnittlauch darüber.

Salate –

für die frische und gesunde Vitaminpower

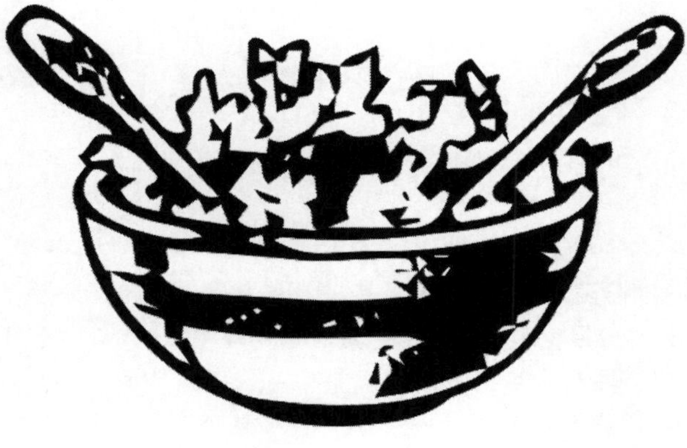

Salat-Zeit.

Gurken-Radieschen-Salat

Portionen: 2 | Zubereitungszeit: 15 Min

Zutaten

Für das Dressing:

- 3 EL Olivenöl
- 2 EL Apfelessig
- 1 Prise Meersalz
- ½ TL Rohrzucker
- 4 Radieschen

Für den Salat:

- 1 Gurke
- 1 TL gehackter Dill

Zubereitung

1. Schäle zuerst die Gurke und schneide sie in Würfel. Die Radieschen waschen und in dünne Scheiben schneiden.
2. Für das Dressing den Apfelessig mit Meersalz und Zucker vermengen. Das Olivenöl hinzugeben und alles miteinander verrühren. Gib die Radieschen hinzu.
3. Verteile das Dressing mit den Radieschen jetzt auf den Gurken. Den gehackten Dill als Garnitur darauf verteilen und servieren.

Würziger Kartoffelsalat

Portionen: 2 | Zubereitungszeit: 20 Min

Zutaten

Für das Dressing:

- 3 EL Rapsöl
- 1 TL Agavendicksaft
- 25 ml Gemüsebrühe (siehe Rezept „Do-it-yourself-Gemüsebrühe" / Suppen)
- 2 EL Apfelessig

Für den Salat:

- 50 g Feldsalat
- ½ TL Paprikapulver
- Meersalz
- 1 EL Rapsöl
- 8 Kartoffeln

Zubereitung

1. Schäle zuerst die Kartoffeln und schneide sie in Würfel. Gib das Rapsöl zusammen mit dem Meersalz und dem Paprikapulver zu den Kartoffeln und verrühre alles miteinander.
2. Lege die Kartoffelwürfel auf ein mit Backpapier ausgelegtes Backblech. Im Backofen bei 200 Grad Ober- und Unterhitze für 30 Minuten backen. Nach 15 Minuten die Kartoffeln wenden. Anschließend aus dem Ofen nehmen und abkühlen lassen.
3. Wasche den Feldsalat und gib die würzigen Kartoffelwürfel hinzu. Für das Dressing alle Zutaten miteinander vermischen.
4. Das Dressing über dem Salat verteilen und servieren.

Würziger Geflügelsalat mit Pfirsich

Portionen: 2 | Zubereitungszeit: 30 Min

Zutaten

- 150 g Frischkäse
- 1 Pfirsich
- Meersalz
- 1 TL Rapsöl
- 1 Stück Ingwer, 3 cm
- 200 g Hähnchenbrustfilet

Zubereitung

1. Wasche das Hähnchenbrustfilet zuerst ab. Schneide es anschließend in Würfel. Schäle und reibe danach den Ingwer.
2. Erhitze das Öl in einer Pfanne und brate darin das Hähnchenbrustfilet für 1 Minute an. Würze das Fleisch nun mit Meersalz. Den Ingwer hinzugeben und alles so lange anbraten, bis das Fleisch gar ist. Anschließend in einer Schüssel abkühlen lassen.
3. Wasche in der Zwischenzeit den Pfirsich, halbiere ihn und entferne den Stein. Das Fruchtfleisch würfeln und zu dem Fleisch geben.
4. Den Frischkäse unter das Fleisch rühren und alles miteinander vermengen. Mit Meersalz abschmecken, auf Tellern anrichten und servieren.

Party-Nudelsalat

Portionen: 4 | Zubereitungszeit: 30 Min

Zutaten

Für das Dressing:

- 2 TL Paprikapulver
- 1 TL Gemüsebrühe (siehe Rezept „Do-it-yourself-Gemüsebrühe“ / Suppen)
- 2 EL Olivenöl
- 1 EL Apfelessig
- Meersalz und weißer Pfeffer
- 50 ml frische Milch
- 150 g Joghurt
- 200 g Frischkäse

Für den Salat:

- 1 Gurke
- 1 Möhre
- 2 rote Paprika
- 2 EL Apfelessig
- 500 g Dinkelnudeln

Zubereitung

1. Koche zuerst die Nudeln nach Anleitung gar. Anschließend abgießen und kalt abschrecken. Gib die Nudeln danach in eine Rührschüssel und rühre 2 EL Apfelessig hinzu.
2. Wasche die Paprika, entferne die Kerne und schneiden sie in Würfel. Die Möhre schälen und raspeln und die Gurke waschen und klein würfeln. Das Gemüse zu den Nudeln geben und umrühren.
3. Vermenge für das Dressing alle Zutaten miteinander. Gib dann das Dressing zu den Nudeln. Vermische alles gründlich miteinander und lasse den Nudelsalat noch 2 bis 4 Stunden im Kühlschrank durchziehen.

Knackiger Frühlingssalat

Portionen: 2 | Zubereitungszeit: 20 Min

Zutaten

Für das Dressing:

- 3 EL Rapsöl
- 2 Prisen Meersalz
- 1 TL Honig
- 2 EL klarer Apfelsaft

Für den Salat:

- 2 Äpfel
- 3 Möhren

Zubereitung

1. Schäle zuerst die Möhren und rasple sie klein. Die Äpfel schälen und die Kerngehäuse entfernen. Anschließend ebenfalls raspeln.
2. Gib die Möhren zusammen mit den Äpfeln in eine Rührschüssel.
3. Vermenge für das Dressing den Apfelsaft mit dem Meersalz und dem Honig. Das Öl unterrühren und das Dressing über den Salat geben. Alles kurz durchrühren und sofort servieren.

Apfel-Gurken-Salat

Portionen: 4 | Zubereitungszeit: 20 Min

Zutaten

- 1 Fenchelknolle
- 3 EL Kürbiskerne
- Meersalz
- 4 EL Olivenöl
- 5 EL klarer Apfelsaft
- 2 Stängel getrocknete Minze
- 1 Apfel
- ½ Gurke

Zubereitung

1. Wasche zuerst den Fenchel und entferne den Strunk. Anschließend in Streifen schneiden.
2. Die Gurke und den Apfel waschen. Entferne beim Apfel das Kerngehäuse und schneide ihn ebenso wie die Gurke in Würfel. Vermische den Fenchel mit dem Apfel und der Gurke in einer Schüssel.
3. Gib die Minze mit dem Olivenöl, etwas Meersalz und dem Apfelsaft in eine kleine Schüssel und vermische alles zu einem Dressing.
4. Röste die Kürbiskerne in einer Pfanne ohne eine Fettzugabe kurz an. Anschließend über den Salat streuen.
5. Gib das Dressing über den Salat und lasse alles im Kühlschrank noch etwas ziehen. Anschließend anrichten und servieren.

Sellerie-Aprikosen-Salat

Portionen: 4-6 | Zubereitungszeit: 20 Min

Zutaten

- ½ Bund Petersilie
- Meersalz
- 400 g Kokosjoghurt
- 100 g Kürbiskerne
- etwas Rapsöl
- 450 g Hähnchenbrustfilet
- 5 Aprikosen
- 8 Stangen Staudensellerie

Zubereitung

1. Wasche zuerst den Sellerie und entferne die Enden. Anschließend in Stücke schneiden. Die Aprikosen waschen, entkernen und ebenfalls klein schneiden. Vermenge die Aprikosen mit dem Sellerie.
2. Schneide das Hähnchenfleisch in Würfel.
3. Erhitze in einer Pfanne etwas Öl und brate das Fleisch darin an.
4. Wasche die Petersilie und hacke sie klein.
5. Gib alle Zutaten in eine Schüssel und vermenge alles miteinander.

Sommerlicher Hähnchen-Mozzarella-Salat

Portionen: 2 | Zubereitungszeit: 25 Min

Zutaten

- 125 g Mozzarella
- 100 g Hähnchenbrustfilet
- Meersalz und weißer Pfeffer
- 1 TL Honig
- 2 EL Apfelessig
- 5 EL Olivenöl
- 400 g Blattsalat

Zubereitung

1. Wasche den Blattsalat gründlich ab und zupfe ihn klein.
2. Vermenge für das Dressing 4 EL Olivenöl mit dem Essig, Pfeffer, Meersalz und Honig. Gib das Dressing zum Salat und vermenge alles. Anschließend auf zwei Schälchen verteilen.
3. Das Hähnchenfleisch abspülen und in Würfel schneiden.
4. Erhitze das übrige Öl in einer Pfanne und brate darin das Hähnchenfleisch 3 Minuten an. Anschließend wenden und weitere 3 Minuten anbraten. Mit Pfeffer und Meersalz würzen.
5. Den Mozzarella abtropfen lassen und in Stücke schneiden. Gib den Mozzarella und das Fleisch zu dem Salat hinzu. Alles vermengen und genießen.

Bunter Salatmix

Portionen: 1-2 | Zubereitungszeit: 10 Min

Zutaten

- 2 EL Joghurt
- Meersalz
- 50 g rote Paprika
- 50 g grüne Paprika
- 50 g gelbe Paprika
- 1 EL Apfelessig
- 1 TL Olivenöl

Zubereitung

1. Wasche die Paprikaschoten und halbiere sie. Die Trennhäute entfernen und in Streifen schneiden.
2. Gib den Joghurt mit dem Apfelessig und dem Olivenöl in eine kleine Schüssel. Anschließend über den Salat geben und servieren. Gegebenenfalls noch mit einer Prise Meersalz abschmecken.

Zucchinisalat

Portionen: 2 | Zubereitungszeit: 20 Min

Zutaten

- 75 ml Gemüsebrühe (siehe Rezept „Do-it-yourself-Gemüsebrühe“ / Suppen)
- 1 ½ EL Apfelessig
- 1 Handvoll Kürbiskerne
- 3 EL Olivenöl
- 1 Bund Petersilie
- 1 Frühlingszwiebel
- 2 Zucchini
- 200 g kleine Kartoffeln
- Meersalz

Zubereitung

1. Schäle und wasche zuerst die Kartoffeln. Halbiere sie anschließend. Die Frühlingszwiebel waschen und in Ringe schneiden. Die Petersilie ebenfalls waschen und klein hacken. Lege 2 EL der gehackten Petersilie zur Seite für die spätere Garnitur. Wasche die Zucchini und schneide sie in Scheiben.
2. Erhitze die Gemüsebrühe in einem Topf.
3. Röste in einer Pfanne ohne eine Fettzugabe die Kürbiskerne kurz an. Lasse sie anschließend abkühlen und stelle sie zur Seite.
4. Bringe die Kartoffeln in Salzwasser für 20 Minuten zum Kochen.
5. Aus der übrigen Petersilie, 2 EL Olivenöl, dem Apfelessig und etwas Salz ein Dressing pürieren.
6. Rühre die Brühe unter das Dressing. Die Kartoffeln abgießen und zusammen mit den Zucchini und der Frühlingszwiebel vermengen. Das Dressing darüber geben und alles vermischen. Für 1 Stunde kurz durchziehen lassen und danach mit der restlichen Petersilie und den Kürbiskernen servieren.

Süßkartoffelsalat

Portionen: 4 | Zubereitungszeit: 20 Min

Zutaten

Für das Dressing:

- 1 TL Meersalz
- 3 EL Apfelessig
- 100 ml Olivenöl
- ½ TL Joghurt

Für den Salat:

- 4 kleine Süßkartoffeln
- 300 g gemischte Salatblätter
- 1 Frühlingszwiebel
- 4 EL Olivenöl

Zubereitung

1. Wasche zuerst die Salatblätter gründlich ab und zupfe sie in Stücke. Die Süßkartoffeln schälen, waschen und in dünne Scheiben schneiden. Die Frühlingszwiebel ebenfalls waschen und in Ringe schneiden.
2. Erhitze in einer Pfanne 4 EL Olivenöl und brate darin die Süßkartoffeln für 8 Minuten an.
3. Für das Dressing den Essig mit dem Joghurt sowie dem Meersalz verrühren und nach und nach das Olivenöl unterschlagen.
4. Vermenge in einer Schüssel die Süßkartoffeln mit dem Salat und der Frühlingszwiebel. Das Dressing über dem Salat verteilen und servieren.

Sommerlicher Rotkohl-Apfel-Salat

Portionen: 4 | Zubereitungszeit: 15 Min

Zutaten

- 2 Äpfel
- 1 EL Honig
- 6 EL Olivenöl
- 2 EL Apfelessig
- 400 g Rotkohl
- Meersalz

Zubereitung

1. Wasche zuerst den Rotkohl und schneide ihn in Streifen.
2. Erhitze in einem Topf 3 EL Olivenöl und dünste darin den Rotkohl für 3 Minuten an. Mit etwas Salz würzen und abkühlen lassen.
3. Für das Dressing den Apfelessig mit dem Honig vermischen. Das restliche Olivenöl hinzugeben.
4. Die Äpfel waschen, halbieren und das Kerngehäuse entfernen. Anschließend in Scheiben schneiden.
5. Den Rotkohl mit den Apfelscheiben vermischen. Das Dressing darüber verteilen und servieren.

Möhren-Fenchel-Salat

Portionen: 2 | Zubereitungszeit: 20 Min

Zutaten

Für das Dressing:

- 2 EL Apfelessig
- 1 TL Honig
- ½ TL Fenchelsamen
- 2 EL Olivenöl
- 60 g Joghurt

Für den Salat:

- 2 Möhren
- ½ Knollensellerie
- 1 Fenchelknolle
- 4 Frühlingszwiebeln
- 2 TL Olivenöl

Zubereitung

1. Schäle die Möhren und den Sellerie und schneide beides in Würfel. Den Fenchel waschen und das Fenchelgrün zur Seite legen. Den Rest klein schneiden. Die Frühlingszwiebeln waschen und in Ringe schneiden.
2. Erhitze 2 TL Olivenöl in einem Topf und schwitze darin die Frühlingszwiebeln und das restliche Gemüse 4 Minuten lang an.
3. Für das Dressing den Honig mit dem Joghurt, dem Olivenöl und dem Essig vermischen. Die Fenchelsamen hinzugeben.
4. Das Gemüse auf Schälchen verteilen und mit dem Dressing servieren. Du kannst gerne das Gericht noch mit dem Fenchelgrün garnieren.

Spargelsalat

Portionen: 4 | Zubereitungszeit: 15 Min

Zutaten

Für das Dressing:

- 1 EL Honig
- 3 EL Olivenöl
- 1 EL Apfelessig

Für den Salat:

- 100 g Rucola
- 2 Bund grüner Spargel
- 2 EL Olivenöl
- Meersalz

Zubereitung

1. Wasche zuerst den Spargel, entferne die holzigen Enden und schäle ihn. Anschließend auf ein Backblech legen und mit 2 EL Olivenöl beträufeln. Mit etwas Salz würzen und für 2 Minuten im Backofengrill von jeder Seite grillen. Anschließend herausnehmen und klein schneiden.
2. Für das Dressing Honig, Olivenöl und Apfelessig miteinander vermischen.
3. Den Rucola waschen und auf Tellern verteilen. Den Spargel hinzugeben und mit dem Dressing servieren.

Schneller Möhrensalat mit fruchtiger Note

Portionen: 2 | Zubereitungszeit: 15 Min

Zutaten

Für das Dressing:

- 150 g Magerquark
- etwas frische Milch
- Meersalz
- 1 TL gehackte Petersilie
- 1 TL gehackter Schnittlauch

Für den Salat:

- 1 Handvoll Sonnenblumenkerne
- 3 Möhren
- 1 Apfel

Zubereitung

1. Schäle zuerst die Möhren und den Apfel und reibe alles klein.
2. Röste die Sonnenblumenkerne kurz in einer Pfanne ohne Fettzugabe an.
3. Für das Dressing den Quark mit etwas Milch glattrühren und mit Petersilie und Schnittlauch vermischen. Schmecke alles mit etwas Salz ab.
4. Richte die Möhren- und Apfelraspel auf Tellern an. Das Dressing darauf verteilen und servieren.

Mediterraner Mozzarellasalat

Portionen: 2 | Zubereitungszeit: 15 Min

Zutaten

Für das Dressing:

- 2 EL Apfelessig
- 1 Prise Rohrzucker
- 6 EL Olivenöl
- Meersalz

Für den Salat:

- ½ Bund Minze
- 50 g gemischte Blattsalate
- 250 g Cantaloupe-Melone
- 1 Pfirsich
- 125g Mozzarellabällchen

Zubereitung

1. Das Fruchtfleisch der Melone in Würfel schneiden. Den Pfirsich waschen, halbieren und den Kern entfernen. Anschließend ebenfalls in Würfel schneiden. Die Minze waschen und klein hacken.
2. Für das Dressing den Apfelessig mit Zucker, Olivenöl, der kleingehackten Minze und Salz vermischen.
3. Den Mozzarella, die Melone und den Pfirsich auf Schälchen anrichten. Das Dressing darüber verteilen.
4. Den Salat waschen und über den Mozzarella-Melonen-Salat verteilen. Alles nochmals vermischen und servieren.

Radieschen-Reis-Salat

Portionen: 2 | Zubereitungszeit: 10 Min

Zutaten

- 1 Gurke
- 250 g gekochter Vollkornreis
- 10 Radieschen
- 1 mittelgroßer Apfel
- 2 Frühlingszwiebeln
- 2 EL Apfelessig
- 2 EL Olivenöl
- Meersalz und weißer Pfeffer

Zubereitung

1. Zunächst einmal den Reis nach Packungsanleitung kochen. Dann abgießen und beiseitestellen. Verrühre dann den Apfelessig, das Olivenöl, 1 Prise Salz und Pfeffer miteinander.
2. Widme Dich nun der Gurke und schäle sie. Anschließend in dünne Scheiben schneiden.
3. Schäle und wasche den Apfel. Halbiere ihn und entferne das Kerngehäuse, würfle ihn.
4. Frühlingszwiebeln waschen und in Ringe schneiden. Wasche die Radieschen und schneide sie in Scheiben.
5. Gib nun Gurke, Frühlingszwiebel, Apfel und Radieschen in eine Schüssel. Vollkornreis hinzugeben und das Dressing über den Salat geben. Alles für 30 Minuten ziehen lassen und servieren.

Karibischer Salat

Portionen: 2 | Zubereitungszeit: 20 Min

Zutaten

- 6 Radieschen
- 200 g Quinoa
- 400 ml Wasser
- 4 EL Apfelsaft
- 1 Mango
- 3 EL fettarmer Joghurt
- Meersalz und weißer Pfeffer
- 1 Prise Ceylon-Zimt

Zubereitung

1. Wasche die Radieschen und schneide sie in Scheiben.
2. Die Quinoa lauwarm abwaschen und abtropfen lassen.
3. Bringe in einem Topf das Wasser zum Kochen und gib die Quinoa hinein. Für 20 Minuten köcheln lassen. Anschließend abgießen und auskühlen lassen. Drücke die Körner mit der Hand etwas, damit noch mehr Flüssigkeit austreten kann.
4. Vermenge als Nächstes den Apfelsaft mit dem Zimt und dem Joghurt. Mit Pfeffer und Meersalz würzen und abschmecken.
5. Die Mango schälen und den Kern entfernen. Schneide das Fruchtfleisch in Würfel.
6. Vermenge die Mango mit den Radieschen und der Quinoa. Das Apfelsaft-Joghurt-Dressing darüber geben und servieren.

Brokkolisalat mit Joghurtdressing

Portionen: 2 | Zubereitungszeit: 25 Min

Zutaten

- 50 g Kürbiskerne
- 300 g Brokkoli
- 1 EL Honig
- 2 EL fettarmer Joghurt
- 3 EL Olivenöl
- 2 EL Apfelessig
- 1 Prise Meersalz

Zubereitung

1. Den Brokkoli zuerst waschen und in Röschen schneiden. Diese in etwas Wasser für 3 Minuten blanchieren.
2. Die Kürbiskerne klein hacken.
3. Die Brokkoliröschen abgießen und in eine Salatschüssel geben. Die Kürbiskerne hinzugeben.
4. Für das Dressing den Joghurt mit dem Apfelessig, dem Olivenöl, dem Honig und dem Salz vermischen. Das Dressing über den Brokkolisalat geben und alles vermischen.
5. Den Salat für 30 Minuten ziehen lassen und servieren.

Süßkartoffel-Partysalat

Portionen: 2 | Zubereitungszeit: 20 Min

Zutaten

Für das Dressing:

- 1 TL Honig
- 3 EL Olivenöl
- 2 EL Apfelessig
- Meersalz
- 25 ml Gemüsebrühe (siehe Rezept „Do-it-yourself-Gemüsebrühe“ / Suppen)

Für den Salat:

- 6 mittelgroße Süßkartoffeln
- 1 EL Rapsöl
- 60 g Feldsalat
- ½ TL Paprikapulver edelsüß

Zubereitung

1. Schäle und wasche die Süßkartoffeln und schneide sie in Würfel.
2. Das Rapsöl und das Paprikapulver mit den Süßkartoffeln vermischen.
3. Ein Backblech mit Backpapier auslegen und die Süßkartoffeln darauf verteilen. Im Backofen für 30 Minuten bei 200 Grad Ober- und Unterhitze backen. Nach 15 Minuten die Süßkartoffeln wenden. Die Kartoffeln herausnehmen und abkühlen lassen.
4. Wasche den Salat und vermische ihn mit den Süßkartoffeln.
5. Für das Dressing Honig, Olivenöl, Apfelessig, Gemüsebrühe und Salz miteinander vermischen. Das Dressing über dem Salat verteilen und servieren.

Brot –

leckerer ofenfrischer Genuss!

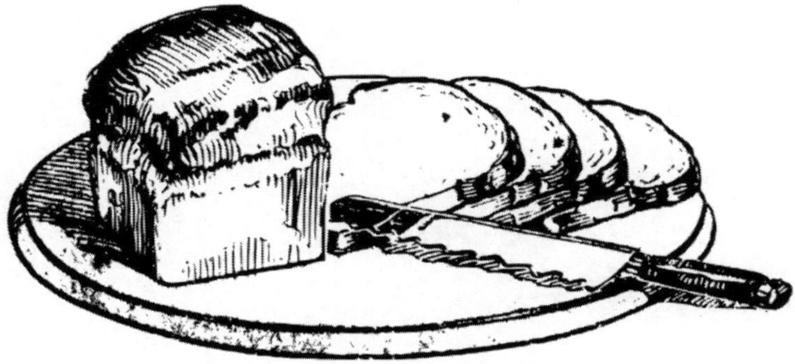

Brotzeit.

Schnelles Haferbrot

Portionen: 15 Scheiben | Zubereitungszeit: 5 Min

Zutaten

- 200 g zarte Haferflocken
- 300 g kernige Haferflocken
- 1 Päckchen Weinsteinbackpulver
- ½ TL Meersalz
- 500 g Magerquark
- 2 frische Bio-Eier, Größe M

Zubereitung

1. Beginne zuerst damit, den Quark mit dem Meersalz, dem Backpulver und den Eiern zu einem glatten Teig zu verrühren. Die Haferflocken unterrühren und alles mit den Händen zu einem geschmeidigen Teig verarbeiten.
2. Lege eine Kastenform mit Backpapier aus und fülle den Teig hinein.
3. Backe das Brot für 60 Minuten bei 175 Grad Ober- und Unterhitze. Anschließend das Brot für 30 Minuten abkühlen lassen, stürzen und erkalten lassen.

Sonntagshörnchen

Portionen: 8 Stück | Zubereitungszeit: 10 Min

Zutaten

- 1 TL Natron
- 1 TL Weinsteinbackpulver
- 220 g Weizenmehl
- 3 EL Rapsöl
- 1 Prise Meersalz
- 50 g Rohrzucker
- 1 frisches Bio-Ei, Größe M
- 150 g Magerquark

Zubereitung

1. Gib zunächst alle Zutaten in eine Rührschüssel. Mit einem Mixer alles zu einem glatten Teig verarbeiten. Rolle den Teig auf einer Arbeitsfläche 5 mm hoch zu einem Kreis aus. Anschließend in Achtel schneiden und zu Hörnchen rollen.
2. Lege die Brötchen auf ein mit Backpapier ausgelegtes Backblech und backe sie im Ofen bei 220 Grad Ober- und Unterhitze für 5 Minuten. Die Temperatur auf 180 Grad reduzieren und die Hörnchen für 15 Minuten backen.
3. Nimm die Hörnchen aus dem Ofen und lasse sie abkühlen.

Buttermilchbrot

Portionen: 18 Scheiben | Zubereitungszeit: 10 Min

Zutaten

- 350 ml reine Buttermilch
- 1 TL Meersalz
- 50 g Butter
- 1 TL Weinsteinbackpulver
- 2 TL Natron
- 450 g + 1 EL Weizenmehl

Zubereitung

1. Vermenge 450 g Mehl mit dem Natron, Meersalz und Backpulver. Gib die Butter nach und nach in kleinen Portionen hinzu. Verknete alles mit den Händen zu einem geschmeidigen Teig. Die Buttermilch unterrühren und mit den Knethaken zu einem Teig verkneten.
2. Forme aus dem Teig mit den Händen ein Brot und lege es auf ein mit Backpapier ausgelegtes Backblech. Gib 1 EL Mehl über das Brot.
3. Das Brot im Ofen bei 200 Grad Ober- und Unterhitze für 45 Minuten backen. Stelle eine Schale mit Wasser auf den Boden des Backofens, damit das Brot eine knusprige Kruste erhält.
4. Anschließend das warme Brot aus dem Ofen nehmen und erkalten lassen.

Westfälische Dinkelbrötchen

Portionen: 8 Stück | Zubereitungszeit: 10 Min

Zutaten

- 10 g Weinsteinbackpulver
- 250 g Dinkelmehl
- 75 ml frische Milch
- 1 TL Meersalz
- 2 EL Olivenöl
- 300 g gekochte warme Kartoffeln

Zubereitung

1. Zerstampfe die Kartoffeln mit dem Öl und dem Meersalz zu einer geschmeidigen Masse. Gib nach und nach die Milch hinzu und verarbeite alles mit den Knethaken zu einem Teig.
2. Vermenge das Mehl mit dem Backpulver und gib diese trockene Mischung zu den Kartoffeln hinzu. Falls der Brotteig zu klebrig sein sollte, kannst Du noch etwas Mehl zugeben.
3. Feuchte Deine Hände an und forme aus dem Teig 8 Brötchen. Diese auf ein mit Backpapier ausgelegtes Backblech legen.
4. Stelle eine Schale mit Wasser auf den Boden des Backofens. Die Brötchen jetzt bei 180 Grad Ober- und Unterhitze für 25 Minuten backen. Anschließend herausnehmen und abkühlen lassen.

Saftige Dinkel-Quark-Brötchen

Portionen: 4 | Zubereitungszeit: 30 Min

Zutaten

- 125 g Dinkelmehl
- 1 Päckchen Weinsteinbackpulver
- 1 frisches Bio-Ei, Größe M
- 150 g Magerquark
- 1-2 EL frische Milch
- ½ TL Meersalz

Zubereitung

1. Heize in einem ersten Schritt den Backofen auf 200 Grad Ober- und Unterhitze vor.
2. Vermenge dann den Quark mit dem Backpulver, dem Mehl und dem Salz. Die Milch und das Ei hinzugeben und alles zu einem geschmeidigen Teig verkneten.
3. Lege ein Backblech mit Backpapier aus. Forme nun aus dem Teig 4 Brötchen und lege sie auf das Backblech.
4. Backe die Brötchen anschließend für 20 Minuten goldgelb.

Kürbiskernbrötchen

Portionen: 12 Stück | Zubereitungszeit: 15 Min

Zutaten

- 1 EL Kokosöl
- 2 TL Meersalz
- 1 EL Kürbiskerne
- 1 kg Dinkelmehl
- 4 EL Leinsamen
- 2 Päckchen Weinsteinbackpulver
- 750 ml Wasser

Zubereitung

1. Vermenge nacheinander das Kokosöl mit dem Dinkelmehl, den Leinsamen, dem Meersalz, dem Backpulver und dem Wasser. Verknete alles zu einem geschmeidigen Teig.
2. Den Backofen auf 200 Grad Ober- und Unterhitze vorheizen.
3. Forme aus dem Teig nun einen großen Laib Brot. Verteile noch 1 EL Kürbiskerne auf dem Brot und backe es im Ofen für 60 Minuten goldbraun. Anschließend herausnehmen und für 15 Minuten abkühlen lassen.

Herzhaftes Quark-Möhren-Brot

Portionen: 8 Stück | Zubereitungszeit: 20 Min

Zutaten

- 350 g Magerquark
- 75 g Leinsamen
- 2 Möhren
- ½ TL Natron
- 1 Päckchen Weinsteinbackpulver
- 1 TL Meersalz
- 2 EL Hirse
- 75 Kürbiskerne
- 500 g Dinkelmehl
- 1 frisches Bio-Ei, Größe M

Zubereitung

1. Beginne damit, die Möhren zu schälen und klein zu raspeln.
2. Vermenge in einer Schüssel Natron, Kürbiskerne, Backpulver, Mehl, Hirse, Salz und Leinsamen.
3. In einer separaten Schüssel den Quark mit dem Ei verquirlen. Diese Mischung zu den Möhren hinzugeben. Die trockenen Zutaten unterrühren und alles mit den Knethaken zu einem Teig verarbeiten.
4. Knete den Teig nochmals kurz mit Deinen Händen durch und forme daraus einen Brotlaib. Streiche etwas Wasser auf das Brot.
5. Backe das Brot jetzt für 45 Minuten bei 180 Grad goldbraun.

Französische Kräuterbaguettes

Portionen: 4 | Zubereitungszeit: 20 Min

Zutaten

- 30 g frischer Schnittlauch
- 1 TL Weinsteinbackpulver
- ½ TL Meersalz
- 1 TL Natron
- 250 g Magerquark
- 10 g Leinsamenschrot
- 2 EL Kokosöl
- 300 g Dinkelmehl

Zubereitung

1. Heize zuerst den Backofen auf 200 Grad Ober- und Unterhitze vor. Wasche den Schnittlauch und hacke ihn in Röllchen.
2. Vermenge in einer Schüssel das Mehl mit dem Leinsamenschrot, dem Natron und dem Backpulver.
3. Anschließend den Quark mit dem Schnittlauch, dem Kokosöl und dem Salz hinzugeben. Verknete alles mit den Knethaken zu einem feinen Teig.
4. Knete den Teig auf einer bemehlten Arbeitsfläche durch und teile ihn in 4 Stücke. Die Teile zu jeweils kleinen Rollen verarbeiten und mit einem Messer 3 Schnitte setzen.
5. Lege die Baguettes auf ein mit Backpapier ausgelegtes Backblech. Für 15 Minuten goldbraun backen.

Haferflocken-Cracker

Portionen: 4 | Zubereitungszeit: 15 Min

Zutaten

- 1 EL Kokosöl
- 50 g zarte Haferflocken
- 25 g junger Gouda
- 50 g kernige Haferflocken
- 200 ml Wasser
- ½ TL Salz
- 60 g Dinkelmehl

Zubereitung

1. Heize zuerst den Backofen auf 160 Grad vor.
2. Vermenge in einer Schüssel Mehl mit Haferflocken, Wasser, Salz und Kokosöl.
3. Ein Backblech mit Backpapier auslegen und den Teig darauf dünn verteilen und glattstreichen.
4. Backe diesen für 10 Minuten. Das Blech kurz herausnehmen und den Käse darauf verteilen. Schneide das Brot in 4 Teile und lasse es nochmals 50 Minuten backen.
5. Die Cracker aus dem Ofen nehmen und abkühlen lassen.

Indische Fladen

Portionen: 3 | Zubereitungszeit: 15 Min

Zutaten

- 1 Prise Meersalz
- 125 g Dinkelvollkornmehl
- 60 ml Mineralwasser
- 70 ml frische Milch
- 1 Prise Kurkuma
- 1 Prise Kardamom

Zubereitung

1. Heize zuerst den Backofen auf 250 Grad Ober- und Unterhitze vor.
2. Vermenge das Mehl mit dem Salz in einer Schüssel. Kurkuma und Kardamom hinzugeben und vermengen.
3. Anschließend die Milch und das Wasser hinzugeben und gut miteinander verrühren.
4. Lege ein Backblech mit Backpapier aus. Forme mit einem Esslöffel nun 3 Teighäufchen auf dem Backblech. Die Fladen glattstreichen. Wichtig ist hierbei, dass diese 2 cm hoch sind.
5. Steche mit einer Gabel ein paar Mal in die Fladenbrote.
6. Backe die Fladen im Ofen für 15 Minuten. Anschließend herausnehmen und genießen.

Aufstriche, Dips und Pestos

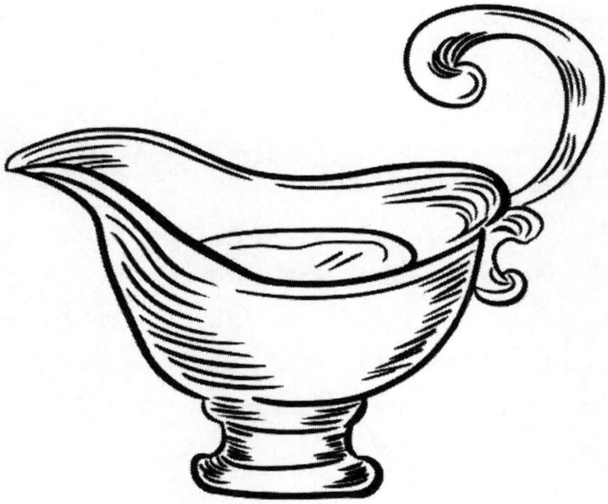

Immer lecker.

Kräuterdip

Portionen: 2 | Zubereitungszeit: 5 Min

Zutaten

- 100 g Frischkäse
- 150 g Magerquark
- Meersalz und weißer Pfeffer
- ½ Bund gehackter Schnittlauch
- ½ Bund gehackte Petersilie
- 3 EL frische Milch
- 100 g gelbe Paprika

Zubereitung

1. Wasche die Paprika, halbiere sie und entferne die Trennhäute. Anschließend in kleine Würfel schneiden.
2. Vermenge in einer Schüssel Quark, Frischkäse und Milch miteinander. Rühre die Paprika unter.
3. Wasche die Kräuter und rühre sie unter den Dip. Alles mit Pfeffer und Meersalz abschmecken.

Exotischer Aufstrich

Portionen: 2 | Zubereitungszeit: 10 Min

Zutaten

- 1 Knoblauchzehe
- 100 g Mango
- 100 g Frischkäse
- 100 g Magerquark
- Meersalz

Zubereitung

1. Gib den Quark zusammen mit dem Frischkäse in eine Schüssel und vermenge beides miteinander.
2. Schäle die Mango, entferne den Stein und schneide das Fruchtfleisch in Würfel.
3. Schäle den Knoblauch und presse ihn aus. Anschließend unter den Dip rühren und mit Meersalz würzen. Die Mango unterrühren und alle Zutaten miteinander vermengen. Den Aufstrich kannst Du mit Rohkoststicks genießen.

Frischkäse-Radieschen-Aufstrich

Portionen: 2 | Zubereitungszeit: 10 Min

Zutaten

- 50 g Frischkäse
- 50 g Joghurt
- 80 g Radieschen
- 1 EL gehackte Petersilie
- Meersalz und weißer Pfeffer

Zubereitung

1. Beginne zuerst damit, die Radieschen zu waschen und in feine Stifte zu schneiden.
2. Gib den Frischkäse zusammen mit dem Joghurt in eine Schüssel. Die Petersilie und die Radieschen unterrühren.
3. Würze den Aufstrich zum Schluss noch mit Pfeffer und Salz.

Pfirsich-Chutney

Portionen: 2 Gläser à 200 ml | Zubereitungszeit: 20 Min

Zutaten

- 1 Prise Meersalz
- 80 g Rohrzucker
- 50 ml Apfelessig
- 500 g Pfirsiche
- 1 TL Ceylon-Zimt

Zubereitung

1. Die Pfirsiche zuerst waschen, halbieren und die Kerne entfernen. Anschließend klein schneiden.
2. Gib die Pfirsiche nun mit dem Zimt, dem Zucker, dem Salz und dem Apfelessig in einen Topf. Bringe alles für 20 Minuten bei mittlerer Hitze zum Kochen.
3. Rühre zwischendurch Dein Chutney immer wieder um, damit nichts anbrennt.
4. Fülle das Chutney noch heiß in Gläser und verschließe sie mit einem Schraubdeckel. Für 5 Minuten auf den Kopf stellen und anschließend abkühlen lassen.
5. Das Chutney hält sich im Kühlschrank ein paar Wochen.

Sizilianischer Dip

Portionen: 4 | Zubereitungszeit: 20 Min

Zutaten

- 2 EL Olivenöl
- Meersalz
- 2 Spitzpaprika
- 1 Zucchini
- etwas gehackter Rosmarin

Zubereitung

1. Wasche zuerst die Zucchini und schneide sie in dünne Scheiben. Die Paprika ebenfalls waschen, halbieren und die Kerngehäuse entfernen. Anschließend klein schneiden.
2. Gib die Paprika zusammen mit dem Olivenöl und den Zucchinischeiben in eine Schüssel. Mit etwas Salz und Rosmarin würzen und auf einem mit Backpapier ausgelegten Backblech verteilen.
3. Im Backofen das Gemüse jetzt bei 200 Grad Ober- und Unterhitze für 25 Minuten garen. Anschließend abkühlen lassen.
4. Das abgekühlte Gemüse dann in einen Stabmixer geben, zu einer feinen Creme pürieren und servieren.

Bunter Paprika-Aufstrich

Portionen: 350 g | Zubereitungszeit: 15 Min

Zutaten

- 1 TL Meersalz
- 4 EL Branntweinessig
- 500 g rote Paprika
- 500 g gelbe Paprika

Zubereitung

1. Heize zuerst den Backofen auf 250 Grad Ober- und Unterhitze vor.
2. Die Paprika waschen, vierteln und die Kerngehäuse entfernen. Anschließend mit der Hautseite nach oben auf ein mit Backpapier ausgelegtes Backblech legen. Für 15 Minuten im Backofengrill grillen.
3. Die heiße Paprika in Frischhaltebeutel füllen und verschließen. Für 45 Minuten abkühlen lassen. Sobald die Paprika lauwarm ist, kannst Du die Haut abziehen.
4. Die Paprika dann in einen Topf geben und pürieren. Branntweinessig und Salz hinzugeben und alles bei moderater Hitze für 10 Minuten köcheln lassen.
5. Die Paprikacreme in Schraubgläser füllen, verschließen und für 5 Minuten auf den Kopf stellen. Anschließend umdrehen und abkühlen lassen. Diese Creme hält sich im Kühlschrank bis zu vier Wochen.

Zimt-Apfelmus

Portionen: 4 | Zubereitungszeit: 15 Min

Zutaten

- 4 Äpfel
- 50 ml Wasser
- 2 Prisen Ceylon-Zimt

Zubereitung

1. Schäle zuerst die Äpfel, wasche sie und schneide sie in Viertel. Anschließend die Kerngehäuse entfernen.
2. Erhitze in einem Topf das Wasser. Gib die Äpfel hinein und lasse alles für 15 Minuten köcheln. Zimtpulver unterrühren und alles zu einem feinen Mus pürieren.

Frischkäse-Möhren-Dip

Portionen: 2 | Zubereitungszeit: 15 Min

Zutaten

- ½ Bund frische Petersilie
- 3 Möhren
- 2 EL Frischkäse
- Meersalz und weißer Pfeffer

Zubereitung

1. Beginne zuerst damit, die Möhren zu schälen und zu raspeln.
2. Wasche die Petersilie und hacke sie klein.
3. Gib die Möhren und die Petersilie in eine Schüssel. Würze mit Salz und Pfeffer und schmecke alles ab.
4. Den Frischkäse unterrühren und den Dip servieren.

Erfrischendes Chutney

Portionen: 4 | Zubereitungszeit: 20 Min

Zutaten

- 2 Frühlingszwiebeln
- 1 Stück Ingwer, 4 cm
- 4 Pfefferminzstängel
- 1 EL Rohrzucker
- 2 EL Olivenöl
- Meersalz und weißer Pfeffer
- 1 Knoblauchzehe
- 100 ml Wasser

Zubereitung

1. Wasche zuerst die Frühlingszwiebeln und schneide sie in Ringe. Die Knoblauchzehe und den Ingwer schälen und fein hacken.
2. Die Minze waschen und klein hacken.
3. Gib das Olivenöl mit dem Rohrzucker und dem Wasser in einen Standmixer. Die Minze, den Knoblauch, den Ingwer und die Frühlingszwiebeln hinzugeben und zu einer Creme pürieren. Mit etwas Salz und Pfeffer würzen und abschmecken.
4. Das Chutney in ein Glas füllen und 2 Stunden durchziehen lassen.

Zucchini-Aufstrich

Portionen: 4 | Zubereitungszeit: 4 Min

Zutaten

- 30 g Kürbiskerne
- ½ EL Rapsöl + 1 TL Rapsöl
- 250 g Zucchini
- 1 Knoblauchzehe
- 1 EL Sahne
- Meersalz und weißer Pfeffer

Zubereitung

1. Schäle zuerst die Zucchini und schneide sie in kleine Würfel.
2. Erhitze 1 TL Rapsöl in einem Topf und brate die Zucchini darin für 3 Minuten an.
3. In der Zwischenzeit die Knoblauchzehe schälen und hacken. Die Zucchini zusammen mit der Knoblauchzehe und den Kürbiskernen in einen Standmixer geben und zu einer feinen Creme pürieren.
4. Füge noch die Sahne und das Rapsöl hinzu und schmecke alles mit Pfeffer und Salz ab.

Desserts –

Süßes genießen, ganz ohne Reue

Bewusst genießen.

Beerentraum-Pannacotta

Portionen: 4-5 | Zubereitungszeit: 20 Min

Zutaten

- 200 g Brombeeren
- 200 g Johannisbeeren
- 1 TL Agar-Agar
- 1 EL Rohrzucker
- 100 ml Wasser
- 400 ml Kokosmilch

Zubereitung

1. Gib zuerst Wasser, Zucker und Kokosmilch in einen Topf und bringe alles zum Kochen. Das Agar-Agar nach Anleitung anwenden und untermischen.
2. Verteile diese Mischung auf Gläser und lasse sie im Kühlschrank fest werden.
3. In der Zwischenzeit die Beeren waschen und mit einem Pürierstab zu einem feinen Mus pürieren.
4. Verteile das Fruchtmus auf der Pannacotta und serviere alles.

Mango-Pfirsich-Sorbet

Portionen: 4 | Zubereitungszeit: 10 Min

Zutaten

- 150 g Pfirsich
- 250 g Mango

Zubereitung

1. Schäle zuerst die Mango, halbiere sie und schneide das Fruchtfleisch von dem Kern herunter.
2. Die Pfirsiche waschen, halbieren und den Kern entfernen. Anschließend klein schneiden.
3. Püriere nun beides mit einem Stabmixer zu einem feinen Mus. In ein Gefäß füllen und im Gefrierfach bis zum Verzehr aufbewahren.

„Schokoladige" Verführung

Portionen: 2 | Zubereitungszeit: 20 Min

Zutaten

- 100 g Mandelmus
- 400 ml ungesüßte Mandelmilch
- 4 EL Wasser
- 35 g Kartoffelstärke
- 15 g Rohrzucker
- 50 g Carob

Zubereitung

1. Erhitze in einem Topf die Mandelmilch gemeinsam mit dem Mandelmus. Rühre Carob und Zucker hinzu und lasse alles aufkochen.
2. Die Kartoffelstärke in einer kleinen Tasse mit dem Wasser verrühren und zu dem Pudding hinzugeben.
3. Nimm den Topf nun von der Kochstelle und verrühre alles, bis keine Klümpchen mehr vorhanden sind. Falls der Pudding nicht andickt, kannst Du ihn nochmals auf der Kochstelle erhitzen.
4. Lasse den Pudding abkühlen und stelle ihn bis zum Servieren kalt.

Sweet-Berry-Dessert

Portionen: 2 | Zubereitungszeit: 10 Min

Zutaten

- 3 EL Chiasamen
- 50 g Johannisbeeren
- 50 g Brombeeren
- 200 ml ungesüßter Mandeldrink
- 1 TL Honig
- 4 Minzblätter
- 180 g Zimt-Apfelmus (siehe Rezept unter „Aufstriche“)

Zubereitung

1. Beginne zuerst damit, in einer Schüssel den Honig mit dem Mandeldrink und den Chiasamen zu vermengen. Alles für 6 Stunden zugedeckt quellen lassen und dafür in den Kühlschrank stellen.
2. Wasche nun die frischen Johannisbeeren und die Brombeeren sowie die Minzblätter. Die Minze etwas klein schneiden.
3. Befülle zwei Gläser mit der eingeweichten Chia-Mischung. Gib das Zimt-Apfelmus darüber.
4. Zum Schluss noch alles mit den Brombeeren und Johannisbeeren und der frischen Minze garnieren und genießen.

Overnight-Buchweizen mit Brombeeren

Portionen: 1 | Zubereitungszeit: 15 Min

Zutaten

- 100 ml ungesüßter Mandeldrink
- 100 g Brombeeren
- 1 EL Leinsamen
- 40 g Buchweizenflocken
- 50 g Joghurt

Zubereitung

1. Wasche zuerst die Brombeeren. Gib nun 50 g der Beeren in ein verschließbares Glas und zerdrücke sie darin.
2. Die Leinsamen mit den Buchweizenflocken, dem Mandeldrink und dem Joghurt vermengen und ebenfalls in das Glas geben. Die restlichen Brombeeren darüber streuen und das Glas in den Kühlschrank stellen.
3. Alles bis zum nächsten Morgen im Kühlschrank lassen und dann genießen.

Aprikosensorbet

Portionen: 2 | Zubereitungszeit: 10 Min

Zutaten

- 500 g Aprikosen
- 250-300 ml reine Buttermilch
- 30 g Honig

Zubereitung

1. Wasche zuerst die Aprikosen, halbiere sie und entferne die Kerne. Anschließend in Würfel schneiden.
2. Gib die Aprikosen mit dem Honig in einen Mixer und püriere alles kräftig durch.
3. Hebe nun die Buttermilch unter.
4. Fülle zum Schluss alles in ein passendes Gefäß und stelle es für mindestens 3 Stunden in das Gefrierfach.

Geröstete Macadamianüsse mit Vanillenote

Portionen: 2 | Zubereitungszeit: 10 Min

Zutaten

- 1 TL gemahlene Vanille
- 1 Prise Ceylon-Zimt
- 1 EL Kokosöl
- 50 g Macadamianüsse

Zubereitung

1. Erhitze in einer Pfanne das Kokosöl und dünste die Nüsse 3 Minuten an.
2. Gib den Zimt und die Vanille darüber und röste nochmals alles kurz an.
3. Anschließend herausnehmen, etwas auskühlen lassen und genießen.

Brombeerauflauf

Portionen: 2 | Zubereitungszeit: 15 Min

Zutaten

- 3 EL Macadamianüsse
- 60 g zarte Haferflocken
- ½ TL Ceylon-Zimt
- 1 Msp. gemahlene Vanille
- 150 ml ungesüßter Mandeldrink
- 125 g Brombeeren
- Fett für die Form

Zubereitung

1. Heize den Backofen auf 175 Grad Ober- und Unterhitze vor.
2. Als nächstes die Macadamianüsse zerhacken. Vermenge die Haferflocken mit dem Mandeldrink, dem Zimt, der Vanille und den gehackten Nüssen.
3. Wasche die frischen Brombeeren und mische sie unter die Haferflocken-Nuss-Masse.
4. Fette eine Auflaufform ein und fülle die Masse in die Form. Anschließend im Backofen für 20 Minuten backen.

Österreichische Apfel-Buttermilch-Küchlein

Portionen: 1-2 | Zubereitungszeit: 25 Min

Zutaten

- 1 Apfel
- 20 g Butter
- 1 frisches Bio-Ei, Größe M
- 100 g Buchweizenmehl
- 50 g Dinkelmehl
- 1 TL Backpulver
- ½ TL Ceylon-Zimt
- 200 ml reine Buttermilch
- 1 EL Kokosöl

Zubereitung

1. Erhitze zunächst die Butter in einer großen Pfanne. Verquirle dann die Buttermilch zusammen mit dem Ei in einem hohen Rührbecher. Die zerlassene Butter unterrühren und alles gut vermischen.
2. Vermenge das Zimtpulver mit dem Dinkelmehl, dem Backpulver und dem Buchweizenmehl. Rühre dann die Mehlmischung unter die Eier-Buttermilch-Masse.
3. Wasche danach den Apfel, entferne das Kerngehäuse und schneide den Apfel in 6 bis 8 Ringe.
4. Erhitze die Pfanne erneut und gib das Kokosöl hinein. Tauche die Apfelringe nacheinander in den Backteig und setze sie dann mithilfe einer Schöpfkelle als kleine Pfannkuchen in die Pfanne.
5. Backe die Apfelringe bei mittlerer Hitzezufuhr von beiden Seiten knusprig. Anschließend auf Tellern anrichten und servieren.

Apfel-Zimt-Crumble

Portionen: 2 | Zubereitungszeit: 20 Min

Zutaten

- 2 säuerliche Äpfel
- 2 ½ EL Butter
- ½ TL Ceylon-Zimt
- 1 EL Agavendicksaft
- 8 EL zarte Haferflocken
- 5 EL Dinkelvollkornmehl

Zubereitung

1. Den Backofen zuerst auf 175 Grad Ober- und Unterhitze vorheizen. Fette anschließend eine Auflaufform ein.
2. Für das Crumble die Äpfel waschen, entkernen und würfeln. Die Butter in Flocken zerkleinern und mit dem Mehl, dem Agavendicksaft und den Haferflocken vermengen. Zimt hinzugeben und mit den Knethaken verarbeiten.
3. Die Äpfel in die Auflaufform legen und die Streusel darauf verteilen. Für 25 Minuten im Ofen backen. Anschließend herausnehmen und abkühlen lassen.

Geeister Quark-Kirschen-Traum

Portionen: 4 | Zubereitungszeit: 20 Min

Zutaten

- 500 g Kirschen
- 350 g fettarmer Naturjoghurt
- 150 g Magerquark
- 30 g Honig

Zubereitung

1. Wasche zuerst die Kirschen. Entferne die Kerne und schneide die Kirschen klein. Gib die Früchte zusammen mit 1 EL Wasser und dem Honig in einen Mixer und püriere alles kräftig durch.
2. Hebe nun den Quark und den Naturjoghurt unter.
3. Fülle zum Schluss alles in ein passendes Gefäß und stelle es für mindestens 3 Stunden in das Gefrierfach.

Fruchtquark

Portionen: 2 | Zubereitungszeit: 10 Min

Zutaten

- 6 Aprikosen
- 250 g Magerquark
- 200 g Naturjoghurt (1,5 %)
- 1 TL Honig
- 1 EL frische Milch

Zubereitung

1. Wasche die Aprikosen, entferne den Kern und schneide die Früchte in kleine Stücke.
2. Verrühre nun den Naturjoghurt mit dem Magerquark in einer Schüssel und gib die Milch und den Honig hinzu. Alles gründlich miteinander verrühren.
3. Zum Schluss noch die Aprikosenstückchen untermischen und alles auf zwei Gläser oder Schüsselchen verteilen.

Kokos-Milchreis

Portionen: 2 | Zubereitungszeit: 35 Min

Zutaten

- 500 ml ungesüßte Kokosmilch
- 125 g Mochi-Reis (Asia-Laden)
- 60 g Kokosraspel
- 1 Msp. gemahlene Vanille
- 50 ml Wasser
- 200 g TK-Heidelbeeren

Zubereitung

1. Koche die Kokosmilch in einem kleinen Topf auf. Gib dann den Mochi-Reis – einen japanischen Klebreis – hinzu. Lasse alles aufkochen und dann bei geringer Hitzezufuhr 20 bis 30 Minuten köcheln. Rühre dabei immer wieder um, denn der Reis brennt leicht an.
2. Nun 40 g Kokosraspel und die gemahlene Vanille unter den Mochi-Reis mischen.
3. Für das Topping das Wasser zum Kochen bringen und die Heidelbeeren hineingeben. Alles 2 bis 3 Minuten köcheln lassen. Dann die restlichen Kokosraspel hinzugeben. Mit dem Stabmixer zu einer feinen Sauce pürieren.
4. Serviere den Mochi-Reis zusammen mit der Heidelbeersauce.

Exotische Brombeer-Mango-Bowl

Portionen: 2 | Zubereitungszeit: 20 Min

Zutaten

- 200 g TK-Mango oder frisch ohne Schale
- 200 g Brombeeren
- 100 ml ungesüßte Mandelmilch
- 2 EL Mandeln
- 2 EL Chiasamen
- 2 EL Kokoschips

Zubereitung

1. Die Mango in einem ersten Schritt schälen. Das Fruchtfleisch vom Kern schneiden und in grobe Stücke schneiden. Ein paar Mangostücke zur Seite legen. Nun die Brombeeren waschen und mit der Mandelmilch in einen Multi-Zerkleinerer geben. Alles kräftig durchmixen.
2. Dann die Chiasamen hinzugeben und rund eine Viertelstunde quellen lassen. Anschließend nochmals durchpürieren.
3. Verteile die Masse nun auf zwei Schälchen und garniere sie mit den beiseitegestellten Mangostückchen, den Mandeln sowie den Kokoschips.

Amaranth-Kugeln mit exotischer Note

Portionen: 15 Stück | Zubereitungszeit: 15 Min

Zutaten

- 70 g gepoppter Amaranth
- 2 EL Kokosöl
- 50 g Macadamianüsse
- 100 g Heidelbeeren
- 100 g Paranüsse
- 3 EL Kokosraspel

Zubereitung

1. Zermahle zuerst die Macadamia- und Paranüsse in einer Küchenmaschine.
2. Das Kokosöl in einer Pfanne erhitzen und zu den Nüssen geben.
3. Die Heidelbeeren waschen und mit dem Amaranth zu den Nüssen geben. Vermische alles gründlich miteinander.
4. Forme aus dem Teig nun Kugeln und wälze sie in den Kokosraspeln. Die Bällchen für 4 Stunden in den Kühlschrank stellen.

Histaminarmer Zimt-Kirsch-Pudding

Portionen: 2 Stück | Zubereitungszeit: 15 Min

Zutaten

- 3 Msp. Ceylon-Zimt
- 400 ml frische Milch (1,5 %)
- 2 Msp. gemahlene Vanille
- 150 g Kirschen
- 150 g zarte Haferflocken

Zubereitung

1. Erhitze in einem Topf zuerst die Milch und bringe sie zum Kochen.
2. Rühre die Haferflocken unter und lasse alles bei geringer Hitzezufuhr 5 Minuten köcheln.
3. In der Zwischenzeit die Kirschen waschen und entsteinen. Gib die Kirschen unter die Haferflocken-Mischung.
4. Den Pudding von der Kochstelle nehmen und mit Vanille und Zimt würzen. Lasse den Pudding noch 5 Minuten quellen.
5. Richte alles auf Schälchen an und serviere Dein Dessert.

Hafer-Rhabarber-Auflauf

Portionen: 2 Stück | Zubereitungszeit: 15 Min

Zutaten

- 100 g Rhabarber
- 100 g Johannisbeeren
- 1 EL Kokosöl
- ½ TL Ceylon-Zimt
- 60 g zarte Haferflocken
- 50 g Zimt-Apfelmus (siehe Rezept unter „Aufstriche“)
- 1 Msp. gemahlene Vanille
- 200 ml ungesüßter Mandeldrink
- 50 g Sahne

Zubereitung

1. Heize den Backofen auf 175 Grad Ober- und Unterhitze vor.
2. Fette anschließend eine Auflaufform ein.
3. Die Johannisbeeren waschen und den Stiel entfernen. Den Rhabarber ebenfalls waschen und klein schneiden.
4. Das Kokosöl in einer Pfanne erhitzen und den Rhabarber darin 2 Minuten mit Zimt anbraten.
5. Gib die Rhabarberstücke in eine Rührschüssel und vermische diese mit den Haferflocken, dem Apfelmus, der gemahlenen Vanille sowie dem Mandeldrink. Die Johannisbeeren unterrühren und alles in die Auflaufform geben.
6. Den Auflauf im Backofen jetzt für 20 Minuten backen. Nach der Garperiode herausnehmen und kurz abkühlen lassen.
7. Die Sahne steif schlagen. Den Auflauf auf Schüsseln verteilen und mit der Sahne garnieren.

BONUS –

14-TAGE-ERNÄHRUNGSPLAN

Tag 1:

Frühstück: Zimt-Porridge
Mittagessen: Mediterrane Ofen-Süßkartoffel
Abendessen: Bauerntopf
Snack / Dessert: Bunte Gemüsechips

Tag 2:

Frühstück: Vitaminreicher Obstsalat
Mittagessen: Quinoa-Zucchini-Schiffchen
Abendessen: Bunter Salatmix
Snack / Dessert: Pfirsichkugeln

Tag 3:

Frühstück: Warme Dinkelwaffeln mit fruchtiger Note
Mittagessen: Zucchini-Reis
Abendessen: Sellerie-Aprikosen-Salat
Snack / Dessert: Leinsamen-Hafer-Cracker

Tag 4:

Frühstück: Johannisbeeren-Chia-Pudding
Mittagessen: Leichtes Frühlingsrisotto
Abendessen: Exotische Karottensuppe
Snack / Dessert: Aprikosensorbet

Tag 5:

Frühstück: Fruchtiger Haferbrei
Mittagessen: Zucchini-Hafer-Frikadellen
Abendessen: Express-Kohlrabisuppe
Snack / Dessert: Kokos-Milchreis

Tag 6:

Frühstück: Red-Power-Smoothie
Mittagessen: Penne mit frischem grünem Spargel
Abendessen: Gnocchi im italienischen Stil
Snack / Dessert: Fruchtquark

Tag 7:

Frühstück: Schnelle Frühstückspfannkuchen
Mittagessen: Möhren-Hirse-Taler
Abendessen: Flammkuchen *„green power“*
Snack / Dessert: Brombeerauflauf

Tag 8:

Frühstück: Brombeerjoghurt mit Crunch
Mittagessen: Texas Potatos
Abendessen: Exotische Quinoa-Gemüse-Bowl
Snack / Dessert: Geröstete Macadamianüsse mit Vanillenote

Tag 9:

Frühstück: Aprikosen-Hirse-Salat
Mittagessen: Brokkoli-Kartoffel-Suppe
Abendessen: Grüne Zucchini-Kokos-Suppe
Snack / Dessert: Österreichische Apfel-Buttermilch-Küchlein

Tag 10:

Frühstück: Preiselbeer-Kirsch-Granola
Mittagessen: Hirse-Rosenkohl-Pfanne
Abendessen: Möhren-Fenchel-Salat
Snack / Dessert: Amaranth-Kugeln mit exotischer Note

Tag 11:

Frühstück: Immun-Power-Smoothie
Mittagessen: Mediterrane Frittata
Abendessen: Würziger Kartoffelsalat
Snack / Dessert: Geeister Quark-Kirschen-Traum

Tag 12:

Frühstück: Wake-up-Waffeln
Mittagessen: Putenrouladen mit Macadamia-Kräuter-Creme

Abendessen: Sommerliche Radieschensuppe
Snack / Dessert: Sweet-Berry-Dessert

Tag 13:

Frühstück: Good-Morning-Porridge
Mittagessen: Histaminarme Gemüselasagne
Abendessen: Ofen-Lachsfilet mit Spargel und Zucchini
Snack / Dessert: Apfel-Zimt-Crumble

Tag 14:

Frühstück: Haferflocken-Beeren-Muffins
Mittagessen: Gesunder Power-Eintopf
Abendessen: Gefüllte bunte Paprika
Snack / Dessert: Buttermilch-Johannisbeer-Muffins

HAFTUNGSAUSSCHLUSS

Die Umsetzung aller enthaltenen Informationen, Anleitungen und Strategien dieses Werkes erfolgt auf eigenes Risiko. Für etwaige Schäden jeglicher Art kann der Autor aus keinem Rechtsgrund eine Haftung übernehmen. Für Schäden materieller oder ideeller Art, die durch die Nutzung oder Nichtnutzung der Informationen bzw. durch die Nutzung fehlerhafter und/oder unvollständiger Informationen verursacht wurden, sind Haftungsansprüche gegen den Autor grundsätzlich ausgeschlossen. Ausgeschlossen sind daher auch jegliche Rechts- und Schadenersatzansprüche. Dieses Werk wurde mit größter Sorgfalt nach bestem Wissen und Gewissen erarbeitet und niedergeschrieben. Für die Aktualität, Vollständigkeit und Qualität der Informationen übernimmt der Autor jedoch keinerlei Gewähr. Auch können Druckfehler und Falschinformationen nicht vollständig ausgeschlossen werden. Für fehlerhafte Angaben vom Autor kann keine juristische Verantwortung sowie Haftung in irgendeiner Form übernommen werden.

URHEBERRECHT

IMPRESSUM

1. Auflage

Kontakt:
Marvin Janzen
Saalestr.46
51371 Leverkusen

Printed in Poland
by Amazon Fulfillment
Poland Sp. z o.o., Wrocław

28100029R00132